中医实用
经典 100 方

李勇 ◎ 主编

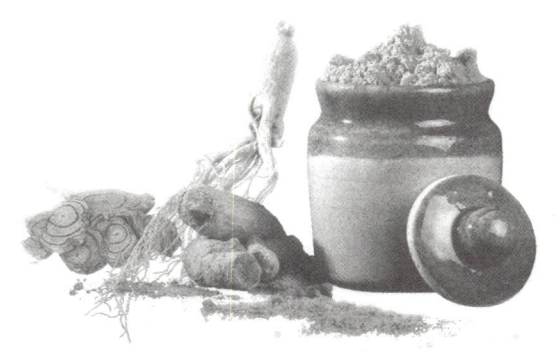

中国纺织出版社有限公司

图书在版编目（CIP）数据

中医实用经典100方 / 李勇主编 . -- 北京：中国纺织出版社有限公司, 2025. 7. -- ISBN 978-7-5180-1021-9

Ⅰ . R289.5

中国国家版本馆 CIP 数据核字第 20256AN968 号

责任编辑：舒文慧　张小敏　责任校对：高　涵　责任印制：王艳丽

中国纺织出版社有限公司出版发行
地址：北京市朝阳区百子湾东里 A407 号楼　邮政编码：100124
销售电话：010—67004322　传真：010—87155801
http://www.c-textilep.com
中国纺织出版社天猫旗舰店
官方微博 http://weibo.com/2119887771
德富泰（唐山）印务有限公司印刷　各地新华书店经销
2025 年 7 月第 1 版第 1 次印刷
开本：710×960　1/16　印张：10
字数：184 千字　定价：58.00 元

凡购本书，如有缺页、倒页、脱页，由本社图书营销中心调换

目 录

第一章　清热方

白虎汤 ·· 2

黄连解毒汤 ·· 3

泻心汤 ·· 5

凉膈散 ·· 7

清营汤 ·· 8

泻白散 ·· 10

泻黄散 ·· 11

清胃散 ·· 12

清暑益气汤 ·· 13

解暑片 ·· 14

石膏汤 ·· 15

普济消毒饮（又名普济消毒饮子）························· 16

六一散 ·· 17

第二章　解表方

麻黄汤 ·· 19

大青龙汤 ·· 21

小青龙汤 ·· 22

竹叶汤 ·· 23

香苏散 ·· 24

九味羌活汤 ·· 25

圣散子 ·· 26

葱白七味饮 ·· 26

1

柴葛解肌汤……27

第三章　补益方

四君子汤（制丸，名四君子丸）……29
薯蓣丸（又名大山芋丸）……30
乌鸡白凤丸（又名乌鸡丸、白凤丸）……31
生脉散……32
当归补血汤……33
归脾汤（制丸，名归脾丸、人参归脾丸）……35
益寿地仙丹……36
保真汤……36
四物汤……37
人参养荣汤……39
肾气丸（又名《金匮》肾气丸、崔氏八味丸）……40
地黄饮子……41

第四章　和解方

小柴胡汤……43
逍遥散（制丸，名逍遥丸）……45
痛泻要方（又名白术芍药散）……46
芍药甘草汤……47
蒿芩清胆汤……48
四逆散……49
半夏泻心汤……50
达原饮……51
黄连汤……51
截疟七宝饮……52

第五章　温里方

敦复汤……54

高良姜汤	54
十四味建中汤	55
四逆汤	55
胃关煎	57
沉香温脾汤	58
当归四逆汤	59
吴茱萸汤	59
甘草干姜汤	61

第六章 治风方

大秦艽汤	62
羚角钩藤汤	63
医痫丸	65
续命风行汤	65
温白丸	66
川芎茶调散	66
大定风珠	67
天麻钩藤饮	68
驱风化痰汤	69
平肝清脑汤	70
小活络丹	70
大活络丹	71
防风汤	72
牵正散	72

第七章 泻下方

大承气汤	75
小承气汤	77
黄龙汤	78
十枣汤	79
济川煎	80

蜜煎导方	80
大黄附子汤	81
活血润燥丸	82
麻子仁丸（又名脾约丸、麻仁丸）	82

第八章　理血方

桃核承气汤（又名桃仁承气汤）	84
补阳还五汤	85
血府逐瘀汤	86
活络效灵丹	87
桃红饮	88
趁痛丸	89
延胡索汤	89
四制香附丸	90

第九章　开窍方

安宫牛黄丸	92
牛黄抱龙丸	94
琥珀抱龙丸	95
紫雪	96
小儿回春丹	97
紫金锭（又名玉枢丹）	98
八宝红灵丹（又名绛雪）	99
菖蒲郁金汤	100

第十章　理气方

越鞠丸（又名芎术丸）	101
金铃子散	102
半夏厚朴汤	103
橘皮竹茹汤	104

丁香柿蒂汤·· 106
厚朴温中汤·· 106
宽中八宝散·· 107
枳实薤白桂枝汤·· 108
柴胡疏肝散·· 109

第十一章　祛湿方

藿香正气散·· 110
苓桂术甘汤（又名茯苓桂枝白术甘草汤）······································ 112
独活寄生汤（制丸，名独活寄生丸）·· 113
鸡鸣散·· 114
二妙散·· 115
茵陈蒿汤·· 116

第十二章　安神方

珍珠母丸·· 118
安魂汤·· 119
天王补心丹·· 119
远志丸·· 120
定心汤·· 122
孔圣枕中丹·· 122
十四友丸·· 123
人参丸·· 123
酸枣仁汤·· 124
人参琥珀丸·· 126

第十三章　祛痰方

二陈汤·· 127
竹沥达痰丸（又名竹沥运痰丸）·· 129
温润辛金方·· 129

5

定痫丸……………………………………………………………… 130

温胆汤……………………………………………………………… 131

半夏白术天麻汤…………………………………………………… 132

三生饮……………………………………………………………… 133

贝母瓜蒌散………………………………………………………… 134

二母散……………………………………………………………… 135

清气化痰丸………………………………………………………… 136

导痰汤……………………………………………………………… 138

小陷胸汤…………………………………………………………… 139

第十四章　固涩方

牡蛎散……………………………………………………………… 141

韭子丸……………………………………………………………… 142

四神丸……………………………………………………………… 144

桃花汤……………………………………………………………… 145

真人养脏汤………………………………………………………… 146

桑螵蛸散…………………………………………………………… 147

菟丝子丸…………………………………………………………… 148

固经丸……………………………………………………………… 150

玉锁丹……………………………………………………………… 150

特别提醒

1. 据《中华人民共和国野生动物保护法》《中华人民共和国陆生野生动物保护实施条例》《濒危野生动植物种国际贸易公约》和国务院下发的《关于禁止犀牛角和虎骨贸易的通知》精神，犀牛角、虎骨不能入药。为保持处方原貌，本书中涉及的含有犀牛角、虎骨的处方，均未删除，但临床上切勿使用，若使用此类处方，可根据卫生部卫药发（1993）第59号文件精神执行。

2. 为避免延误病情，中药方剂应在专业医生的指导下使用。

第一章 清热方

根据"热者寒之,温者清之"(《素问·至真要大论》)的原则,凡以清热药为主要组成,具有清热泻火、凉血解毒等作用,以治疗里热证的方剂,统称清热方。属于"八法"中的清法。

在温热病中,温盛为热,热极为火,其区别只在于程度的不同而已。故温、热、火三者均属于同一性质的病邪,亦可统称为热。《温病条辨》说:"暑亦温之类,暑自温而来",故清热祛暑剂亦当列入本章。

《素问·至真要大论》所载病机十九条,其中属火者五,属热者四,说明火热之病在临床上较为常见。然究其病因,不外乎外感、内伤两类。外感六淫之邪,多能入里化热,成为里热证;五志过极,脏腑偏胜,亦可化火,热从内生。里热证,根据其证候表现有气分、血分之异,实热、虚热之分,脏腑偏胜偏衰之殊。应根据证候的不同,选择不同的清热方。因此,本章方剂从临床实际出发,可分为清气分热、清营凉血、清热解毒、清热祛暑、清脏腑热、清虚热六类。其他如清热开窍、清热化痰、清热祛湿等则分述于开窍、祛痰、祛湿等相关章节,表热证及里热积滞实证已于解表方、泻下方二章分述,可以互参。

清热方是为里热之证而设。如果邪热在表,理当汗解,里热已经结实,则宜攻下,故必须在表已得汗而热不退,或里热已炽而尚未结实的情况下,使用清热剂以清泄邪热,方为恰当。

使用清热方,首先应辨明热证的真假,切勿为假相所迷惑,否则祸如反掌,危害甚大。其次应辨明热证的性质,是实热还是虚热?邪热在腑还是在脏?热在血分还是气分?均须一一辨明,选用适当的方剂予以治疗。若屡用清热泻火而热仍不退,"寒之不寒,是无水也",又当"壮水之主,以制阳光",改用滋阴之法,待阴复则热自退。如邪热炽盛,服清热药入口即吐者,可于清热剂中少佐辛温之姜汁,或凉药热服,此即《素问·五常政大论》"治热以寒,温而行之"的反佐方法。使用清热方,还应根据病人的热势轻重和体质强弱,选择适当的剂量。尤其对于平素虚寒之体,若患里热证,投清热方当中病即止,以免寒凉太过,损伤阳气。又清热方中皆用寒凉之品,每易损脾伤胃,故须时时顾护脾胃,以防他变。若因血虚、气虚而引起的虚热证,以及命门火衰引起的虚阳上浮证,应禁用清热方。

白虎汤

【方源】《伤寒论》

【组成】 生石膏 30 克　知母 9 克　炙甘草 3 克　粳米 9 克

【用法】 水煎服。

【功效】 清热生津。

【主治】 阳明气分热盛。症见壮热面赤，烦渴引饮，大汗恶热，脉洪大有力或滑数。

【方解】 本方为治疗阳明气分热盛证的代表方剂。气分离卫气最近，故方中用辛甘大寒的石膏为君药，专清肺胃之邪热，既可解肌透热，又可生津止渴除烦。臣以知母，其苦寒质润，性寒以助石膏清气分实热，质润可滋养热邪所伤之阴津。用甘草、粳米既可益胃护津，又可防止石膏、知母大寒伤中，均为佐使药。药仅四味，而清热生津之功效颇为显著，用以治疗阳明气分热盛证，可谓药专效宏。

使用本方应以大汗、大热、大烦渴、脉洪大"四大症"为主要依据。但临床不一定四大症俱全，凡无形热炽，均可使用。

【按语】 本方以烦渴、大热、大汗、脉洪大有力为辨证要点。现代经常用于治疗流行性乙型脑炎、流行性出血热、流行性脑脊髓膜炎、麻疹、肺炎、败血症、中暑、糖尿病、钩端螺旋体病、闭经、血崩、眼病、皮肤病等引起的高热症状等。若属气分实热者，加金银花、连翘、大青叶、板蓝根；呕吐，加竹茹、生姜；热盛动风，加羚羊角、钩藤、地龙；肺炎咳嗽，痰多黏稠，加贝母、冬瓜仁、薏苡仁、芦根；多食善饥，烦渴引饮，加天花粉、石斛、生地黄、麦冬；风湿热痹，加金银花藤、威灵仙、桂枝、桑枝；胃热头痛，加白芷、菊花、川芎、藁本；鼻衄、齿衄，加白茅根、牡丹皮、生地黄。

凡表证未解的无汗发热、口不渴，脉见浮细或沉，血虚发热而脉洪不胜重按，真寒假热的阴盛格阳证，均不适用此方。

经现代药理研究证明，本方有明显的退热作用，能增强巨噬细胞的吞噬功能，同时能提高血清溶菌酶的含量，使病原菌失活。

【附方】

1. 白虎加苍术汤（《类证活人书》）　本方加苍术组成。功能祛湿清热。主治湿温病，身热胸痞，汗多，舌红苔白腻；或湿痹化热以及夏秋季高热，见头重如裹，胸闷，口渴不欲饮，关节肿痛，舌苔白腻者。

2. 白虎加桂枝汤（《金匮要略》）　本方加桂枝组成。功能清热，通络，和营卫。

主治温疟,但热不寒,骨节疼烦,时呕;风湿热痹,壮热,气粗烦躁,关节肿痛,口渴苔白,脉弦数;夏季高热,烦渴欲饮,汗出恶风。

3. 白虎化斑汤(《张氏医通》) 本方去粳米,加蝉蜕、大黄、麻黄、黄芩、连翘、玄参、竹叶组成。功能疏风清热,凉血化斑。主治痘为火郁,不得透发。

4. 羚犀白虎汤(《温热经纬》) 本方加羚羊角、犀角(水牛角代)组成。功能清热凉营息风。主治温热病,气血两燔,高热烦渴,神昏谵语,抽搐。

5. 镇逆白虎汤(《医学衷中参西录》) 由生石膏、清半夏、知母、竹茹组成。功能清热泻火,和胃降逆。主治伤寒、温病邪传胃腑,燥渴身热,白虎证俱,其人胃气上逆,心下满闷。

6. 清咽白虎汤(《疫喉浅论》) 本方加羚羊角、犀角(水牛角代)、玄参、生地黄、麦冬、马勃、竹叶组成。功能清热利咽,凉血解毒。主治疫喉毒壅阳明,咽喉腐烂,壮热痧艳,口渴面赤,舌绛少津,神烦自汗,脉洪。

7. 白虎承气汤(《重订通俗伤寒论》) 本方加生大黄、玄明粉组成。功能清热泻火通便。主治胃火炽盛,高热烦躁,大汗出,口渴多饮,大便燥结,小便短赤,甚则谵语狂躁,或昏不识人,舌赤老黄起刺,脉弦数有力。

8. 新加白虎汤(《重订通俗伤寒论》) 本方去甘草,加薄荷、荷叶、益元散(滑石、甘草、朱砂)、鲜竹叶、桑枝、芦笋、灯心草组成。功能清热泻火,清心除烦。主治不恶寒但发热,自汗不解,心烦口渴,脉滑数有力,尿短红赤,甚则烦热昏狂,皮肤斑疹隐现。

9. 柴胡白虎汤(《重订通俗伤寒论》) 本方加柴胡、天花粉、黄芩、鲜荷叶组成。功能清泻阳明,和解少阳。主治寒热往来,寒轻热重,心烦汗出,口渴引饮,脉弦数有力。

10. 白虎加地黄汤(《中国医学大辞典》) 本方加生地黄组成。功能清热凉血养阴。主治白虎汤证兼有血分热,以及斑疹,吐衄者。

黄连解毒汤

【方源】《外台秘要》
【组成】黄连3~9克　黄芩6克　黄柏6克　栀子9克
【用法】水煎服。
【功效】泻火解毒。
【主治】一切实热火毒,三焦热盛。症见大热烦躁,口燥咽干,错语不眠;或热病吐血、衄血；或热甚发斑；或身热下痢；或湿热黄疸；或外科痈疽疔毒，小便黄赤，舌红苔黄，脉数有力。

【方解】 本方为热毒壅盛三焦而设。心主火，故方以黄连泻心火，兼清中焦，为君药。黄芩清上焦之火，黄柏清下焦之火共为臣药。栀子泻三焦之火，引热从小便而出，为佐使药。四药合用，集大苦大寒之品于一方，苦寒直折其亢热。

【按语】 本方以大热烦躁、错语不眠、吐衄发斑、下痢、黄疸、舌红苔黄、脉数有力为辨证要点。大热烦躁，口燥咽干，错语不眠或吐衄发斑为本方主证，属三焦热盛。外科痈肿疔毒为火毒充斥兼见病证。火毒热盛，充斥上下，扰动心神，则大热烦扰，狂乱错语；热迫血妄行，上逆则为吐衄，血溢肌肤则发为斑；热壅经络，气血壅滞，则为痈肿疔毒。现代常用于治疗流行性脑脊髓膜炎、流行性乙型脑炎、钩端螺旋体病、尿路感染、胆道感染、肺炎、肠炎、痢疾、败血症、出血、丹毒、脓疱疮等火毒热盛证。若大便秘结，加大黄；发斑吐衄，加生地黄、玄参、牡丹皮；瘀热发黄，加大黄、茵陈；痈疽疔毒，加金银花、蒲公英、紫花地丁；下痢脓血，里急后重，加木香、槟榔。

此方为大苦大寒之剂，久服易损伤脾胃，若非实热之证，不可轻投。

现代药理研究证实，本方具有降压、抗菌、增加脑缺血区边缘组织血流量的作用，此外，还具有凝血因子样作用，能增强血管壁的抵抗力。

【同名方】

1.《幼幼集成》黄连解毒汤　共有两方：方一即本方加生地黄、牛蒡子、灯心草组成。功能清热解毒凉血。主治痘出纯紫赤色，血热气实。方二由黄连、黄芩、当归、枳壳、大黄、甘草组成。功能清热解毒，调和气血。主治痘后患痢，其热甚者。

2.《外科正宗》黄连解毒汤　即本方加甘草、连翘、牛蒡子组成。功能清热解毒。主治疔毒入心，内热口干，烦闷恍惚，脉实。

【附方】

1. 加味解毒汤（《寿世保元》）　本方加大黄、连翘、赤芍、枳壳、防风、甘草组成。功能解毒泻火。主治下焦热毒炽盛、大便下血，大肠痛不可忍，肛门肿起。

2. 加味解毒汤（《寿世保元》）　本方加柴胡、茵陈、龙胆草、木通、滑石、升麻、甘草组成。功能清热渗湿，疏肝利胆。主治黄疸，周身呈金黄色，小便如浓煮柏汁，服诸药不效者。

3. 大金花丸（《景岳全书》）　本方加生大黄组成。功能清热泻火。主治中外诸热，嗽血衄血，淋秘溺血，头痛骨蒸，肺痿，或疔疮疖痈等。

4. 大清凉散（《伤寒温疫条辨》）　由僵蚕、蝉蜕、生地黄、当归、金银花、泽兰、全蝎、泽泻、木通、车前子、黄连（姜汁炒）、炒栀子、黄芩、五味子、麦冬、牡丹皮、龙胆草、知母、生甘草、蜂蜜、冷米酒、童便组成。功能清热泻火，升清降浊。主治温病，表里大热，胸满胁痛，耳聋目赤，唇干舌燥，口苦自汗，口鼻衄，咽喉肿痛，谵语狂乱等病症。

5. 小清凉散(《伤寒温疫条辨》)　由僵蚕、石膏、蝉蜕、金银花、泽兰、当归、生地黄、黄芩、黄连、栀子、牡丹皮、紫草、蜜酒、童便组成。功能清热泻火，升清降浊。主治温病，头沉面赤，壮热烦躁，咽喉不利，或唇口颊腮肿。

6. 清化汤(《伤寒温疫条辨》)　由僵蚕、蝉蜕、金银花、黄芩、泽兰、炒栀子、龙胆草、连翘、玄参、桔梗、橘皮、甘草、白附子、蜜、酒组成。主治温病壮热恶寒，体重气喘，口干舌燥，咽喉不利，头面痒肿，目不能开。

7. 神解散(《伤寒温疫条辨》)　由僵蚕、蝉蜕、神曲、金银花、生地黄、木通、车前子、黄芩、黄连、黄柏、桔梗、黄酒、蜜组成。功能清热透邪，解毒泻火。主治温病初起，壮热头痛，恶寒体重，四肢无力，遍体酸痛，口苦咽干，胸腹满闷。

8. 牛黄上清丸(《全国中药成药处方集》)　本方加牛黄、冰片、大黄、连翘、生石膏、薄荷、菊花、荆芥、白芷、防风、蔓荆子、川芎、旋覆花、甘草、桔梗组成。功能清热疏风，泻火解毒。主治风热邪火所致的头痛目赤，咽喉肿痛，口舌生疮，牙龈肿痛，或兼便秘。

9. 黄连上清丸(《全国中药成药处方集》)　本方加大黄、连翘、薄荷、菊花、川芎、当归、葛根、玄参、天花粉、桔梗、姜黄组成。功能解毒泻火，清头目，通大便。主治邪火炽盛，目赤，头痛，咽痛，口舌生疮，或兼便秘。

10. 明目上清丸(《全国中药成药处方集》)　由黄芩、黄连、山栀子、大黄、枳壳、生石膏、天花粉、菊花、连翘、薄荷、荆芥、蝉蜕、蒺藜、玄参、麦冬、当归、赤芍、桔梗、甘草、陈皮、车前子组成。功能散风清热，泻火明目。主治风热邪火所致的目赤肿痛。

泻心汤

【方源】《金匮要略》
【组成】大黄6克　黄连3克　黄芩9克
【用法】水煎服。
【功效】泻火解毒，燥湿泻热。
【主治】邪火内炽，迫血妄行，吐血、鼻衄；三焦积热，头项肿痛，眼目红肿，口舌生疮，心胸烦躁，尿赤便秘；疔疮走黄，痈肿丹毒；湿热黄疸，胸中烦热痞满，舌苔黄腻，脉数实；湿热痢疾等。

【方解】方中重用大黄为君药，取其泻火泄热、苦降行瘀，唐容川谓："大黄一味，能推陈致新……既速下降之势，又无遗留之邪"；辅佐黄连、黄芩泻火清热，配合大黄，使火降热清则血自宁，不止血而血自止。本方止血而无留瘀之弊，故为治疗血热吐衄之良方。

【临床运用】

1.《金匮要略》以本方治"心气不足，吐血、衄血"。心气不足是由于火热有余，本方泻火清热，可收止血之效。盖泻心即是泻火，泻火即可以止血。本方亦可用治妇人倒经、产后恶露不净属心火炽盛，迫血妄行者。据已故日本名医大塚敬节的经验，"出血时冷服为佳"。

2.《太平惠民和剂局方》以本方三味各等分，为细末，炼蜜为丸，名三黄丸。治三焦积热，头项肿痛，目赤口疮，心膈烦躁，大便秘结，小便赤涩，疽疖疮痍，痔疾下血等。

【同名方】

1.《太平圣惠方》泻心汤　由半夏、人参、木通、炙甘草、大黄、黄芩、生姜、大枣组成。功能清热泻火，补气和中。主治伤寒六日，壮热，心胸烦热，面赤大渴，身体疼痛，证属毒气攻心者。

2.《外台秘要》泻心汤　由小麦、香豉、石膏、竹叶、地骨皮、茯苓、山栀子组成。功能除烦清热。主治心实热，吐闷，喘急，头痛。

3.《症因脉治》泻心汤　由黄连、生姜、半夏、甘草组成。功能清热止呕。主治外感呃逆，胃热便利。

4.《小儿药证直诀》泻心汤　由单味黄连组成。功能清心火。主治小儿心热，卧不宁。

【附方】

1. 黄连泻心汤（《云岐子脉诀》）　由黄连、生地黄、黄芩、知母、甘草组成。功能养阴泻火。主治伤寒，太阳、少阳相合，伏阳上冲，变为狂病，脉紧。

2. 附子泻心汤（《伤寒论》）　本方加附子组成。功能消痞泻热，扶阳固表。主治热痞兼表阳虚，心下痞满，按之柔软不痛，恶寒汗出。

3. 解毒泻心汤（《外科正宗》）　由黄连、防风、山栀子、荆芥、黄芩、牛蒡子、玄参、滑石、知母、石膏、木通、甘草、灯心草组成。功能清心解毒。主治心经火旺，酷暑时生天疱，发及遍身者。

4. 三黄四物汤（《医宗金鉴》）　本方加当归、川芎、白芍、生地黄组成。功能清热降火，养血调经。主治月经来前，内热迫血上壅，致吐血、鼻衄。

5. 三黄栀子豉汤（《张氏医通》） 本方加栀子、豆豉组成。功能泻火解毒，清热除烦。主治热病时疫，头痛壮热。

6. 加味泻心汤（《医醇賸义》） 由黄连、犀角（水牛角代）、天冬、蒲黄、丹参、元参、连翘、茯苓、甘草、淡竹叶、灯心草组成。功能清心凉血。主治心火炽盛。面红目赤，五心烦热，口燥唇裂，甚则鼻衄、吐血等症。

7. 清热解毒汤（《医宗金鉴》） 由生地黄、黄连、金银花、薄荷、连翘、木通、赤芍、生甘草、灯心草组成。功能清热解毒凉血。主治小儿胎赤，头面、肢体赤若丹涂。

凉膈散

【方源】《太平惠民和剂局方》

【组成】大黄 12 克　朴硝 12 克　甘草 12 克　山栀子 6 克　薄荷 6 克　黄芩 6 克　连翘 25 克

【用法】上药共为粗末，每服 6~12 克，加竹叶 3 克，白蜜少许，水煎服。亦可作汤剂煎服。

【功效】泻火通便，清上泻下。

【主治】中上二焦邪郁生热。症见口渴身热，面赤唇焦，口舌生疮，胸膈烦热，或咽痛吐衄，便秘溲赤，或大便不畅，舌红苔黄，脉滑数。

【方解】本方重用连翘清热解毒，配合黄芩、山栀子清热泻火，薄荷、竹叶发散火郁，清泄上焦郁热；而以大黄、朴硝咸寒攻下，以荡涤于中，配甘草、白蜜既能缓和硝、黄之急下，有利于荡涤中焦之燥热，又能解热毒、润燥结、存胃津，使泻下而不伤正气。全方清热、泻下并用，使火热之邪借阳明为出路，体现了"以下为清"的治疗方法。《素问·至真要大论》说："热淫于内，治以咸寒，佐以甘苦。"本方咸寒甘苦并用，深合经旨，能使中上二焦邪热上清下泄，则胸膈自清，诸证可解。方名"凉膈"，即是此意。

【按语】本方以口渴唇焦、舌红苔黄、胸膈烦热、脉滑数为辨证要点。现代常用于治疗麻疹、流行性乙型脑炎、急性扁桃体炎、急性咽结膜热、钩端螺旋体病、大叶性肺炎、支气管扩张、急性细菌性痢疾、急性阑尾炎、胆道感染等。若咽喉肿痛、壮热烦渴，加石膏、桔梗、山豆根；咳嗽痰黄，加贝母、杏仁、瓜蒌皮；衄血，加白茅根、牡丹皮、仙鹤草；咽喉腐烂，加锡类散吹喉；口舌生疮，加黄连、竹叶；咯血，加白及、白茅根、藕节；胸胁胀痛，加柴胡、川楝子、延胡索；黄疸，加茵陈、郁金；麻疹出疹期见疹色深红、目赤鼻干、喘渴欲饮、脉洪数者，去朴硝、大黄，加石膏、牛蒡子；流行性乙型脑炎、流行性脑脊髓膜炎，加大青叶、板蓝根、蒲公英。

体虚患者及孕妇，忌用或慎用本方。

【同名方】

1.《外科正宗》凉膈散　由防风、荆芥、山栀子、桔梗、元参、石膏、薄荷、黄连、天花粉、牛蒡子、大黄、贝母组成。功能疏风清热，化痰利咽。主治咽喉肿痛，痰涎壅盛，膈间有火，大便秘涩。

2.《医宗金鉴》凉膈散　由芒硝、大黄、车前子、黄芩、玄参、知母、栀子、茺蔚子组成。功能清肝明目，泻火通便，消肿散结。主治睑硬睛疼，初患时，时觉疼胀，久则睑胞肿硬，睛珠疼痛。

3.《景岳全书》东垣凉膈散　本方去大黄、朴硝、白蜜，加桔梗组成。功能清热泻火，解毒透疹。主治痘疹内热。

【附方】

1. 凉膈连翘散（《银海精微》）　本方去竹叶、白蜜，加黄连组成。功能清肝疏风，凉膈通便。主治眼目赤热，珠磣泪出。

2. 加减凉膈散（《医宗金鉴》）　由薄荷、生栀子、连翘、元参、生甘草、麦冬、桔梗、牛蒡子、黄芩组成。功能清热解毒，宣肺利窍。主治肺热失音。

3. 凉膈消毒饮（《医学金鉴》）　本方去竹叶、白蜜，加防风、荆芥、牛蒡子、灯心草组成。功能疏风清热。主治风热壅盛，咽喉肿痛。

4. 凉膈白虎汤（《医宗金鉴》）　本方去竹叶、白蜜，加生石膏、知母、粳米组成。功能清热生津，泻火通便。主治肺胃热盛，喘急，口干舌躁，面赤唇红。

清营汤

【方源】《温病条辨》

【组成】犀角（现用水牛角代）2克　生地黄15克　元参9克　竹叶心3克　麦冬9克　丹参6克　黄连5克　金银花9克　连翘6克

【用法】水煎服。

【功效】清营解毒，透热养阴。

【主治】邪热传营，身热夜甚，神烦少寐，时有谵语，目常喜开或喜闭，口渴或不渴，或斑疹隐隐，舌绛而干，脉数。

【方解】《素问·至真要大论》说："热淫于内，治以咸寒，佐以甘苦。"方中犀角

（现用水牛角代）咸寒，能入心经，清营解毒，散血中之热，故为君药；热甚必伤阴液，臣以生地黄、元参、麦冬甘寒与咸寒并用，养阴增液而清营热；佐以黄连苦寒，清心泻火解毒，丹参苦微寒，清热凉血除烦，金银花、连翘并能清热解毒；使以少量竹叶心，辛淡甘寒，善清心热。又金银花、连翘、竹叶心性寒质轻，轻清透泄，使入于营分之邪热有外达之机，仍转气分而解。合而用之，共奏清营解毒，透热养阴之效，为治疗热伤营阴之主方。

【按语】本方以夜间身体甚热、烦躁不眠、时有谵语、斑疹隐隐、舌绛而干为辨证要点。现代常用于治疗流行性脑脊髓膜炎、流行性乙型脑炎、麻疹、皮炎、败血症、药疹、小儿肺炎、血小板减少性紫癜、过敏性紫癜、白血病、淋巴肉瘤、恶性网状内皮细胞增生症、狐惑病、视神经萎缩、视神经炎等。若气分热盛而营分热轻，宜重用金银花、黄连、连翘、竹叶心，减少犀角（现用水牛角代）、生地黄、元参的剂量；暑热邪入心包、高热烦渴、抽搐、舌绛而干、脉数，加紫雪丹；小儿喉痧重证，用于热毒壅盛者，加石膏、甘草、牡丹皮；流行性乙型脑炎、流行性脑脊髓膜炎具有营分证者，如症见痉厥，加羚羊角、钩藤、地龙，或并用紫雪丹；如见神昏谵语、舌謇肢厥，可先服安宫牛黄丸或至宝丹，再用本方。

使用本方应注意舌诊，原书说："舌白滑者，不可与也。"舌质绛而苔白滑是夹有湿邪之象，忌用本方，否则助湿留邪。必须舌绛而干，方可使用本方。

【附方】

1. 犀地玄参汤（《重订通俗伤寒论》） 由犀角（现用水牛角代）、鲜生地黄、连翘、元参、桑叶、牡丹皮、竹叶心、石菖蒲组成。功能透营泄热。主治温病热邪入营，神烦少寐，舌红脉数。

2. 石氏犀地汤（《广温热论》） 由犀角（现用水牛角代）、鲜生地黄、金银花、连翘、郁金、鲜石菖蒲、竹沥、梨汁、姜汁、芦根、灯心草组成。功能凉血开闭，泻热化湿。主治湿热证，邪传心包，化燥伤阴，舌绛干光，或鲜红起刺，日轻夜重，神昏谵妄，烦躁不宁，左脉弦数者。

3. 羚角清营汤（《重订通俗伤寒论》） 由羚角片、鲜生地黄、焦栀子、连翘、金银花、山藿香、生蒲黄组成。功能清营凉血止血。主治外感温热暑邪，热扰营血，迫血妄行而失血，身热，烦躁不卧。

泻白散

【方源】《小儿药证直诀》

【组成】地骨皮 10 克　桑白皮 10 克　炙甘草 6 克　粳米 9 克

【用法】上药锉散，入粳米一撮，水二小盏，煎七分，食前服。现代用法：作汤剂，入粳米一撮，水煎服。

【功效】泻肺清热，平喘止咳。

【主治】肺热气壅。症见咳嗽或喘，皮肤蒸热，日晡尤盛，舌红苔黄，脉细数。

【方解】本方为泻肺清热之剂。方中桑白皮甘寒入肺，清肺化痰，泻肺平喘，不燥不刚，为君药。地骨皮甘淡寒，清肺中伏火，并除虚热，与桑白皮合用，加强清肺平喘之功，为臣药。粳米、甘草和中益气，补土生金，为佐使药。

【按语】本方以咳嗽气喘、皮肤蒸热、午后尤甚、舌红苔黄为辨证要点。咳喘气急，皮肤蒸热，日晡尤盛，舌红苔黄，脉细数为本方主症，属肺有伏火，肺气壅盛。火结于肺，气逆不降，故咳喘气急；肺中伏火，郁蒸皮肤，故皮肤蒸热；肺金旺于酉时，故日晡为甚。现代常用于治疗百日咳、肺炎、肺脓肿、气管炎、慢性肺源性心脏病、哮喘、鼻衄、声音嘶哑、小儿多汗症、盗汗、荨麻疹等。若肺经热重，加黄芩、知母；燥热咳甚，加瓜蒌皮、川贝母；咳喘气促，加地龙、杏仁、葶苈子；阴虚潮热，加青蒿、鳖甲；烦热口渴，加天花粉、知母；肝火犯肺，咳逆胁痛，加黛蛤散；汗多，加浮小麦。

【同名方】

1.《证治准绳》泻白散　本方去粳米，加贝母、紫菀、桔梗、当归、瓜蒌仁、生姜组成。功能清泻肺热，化痰止咳。主治肺痈初期，尚未成脓。

2.《济生方》泻白散　本方去粳米，加桔梗、半夏、瓜蒌仁、升麻、杏仁、生姜组成。功能清肺化痰。主治心胸壅闷，肺脏实热，咳嗽烦喘，大便不利。

3.《杂病源流犀烛》泻白散　本方加人参、知母、茯苓、黄芩组成。功能清热泻肺，补脾益气。主治肺热咳嗽，早晨尤甚。

4.《幼幼集成》泻白散　本方去粳米，加桔梗、陈皮组成。功能清肺化痰止咳。主治小儿久咳，两目黑肿，白珠如血。

【附方】

1. 石膏泻白散（《症因脉治》）　由石膏、知母、桑白皮、地骨皮、甘草组成。功能泻肺清火。主治咳嗽气喘，燥火伤肺。

2. 加减泻白散（《卫生宝鉴》）　有两方：方一由桑白皮、桔梗、地骨皮、炙甘草、知母、麦冬、黄芩、五味子组成。功能清火泻肺，养阴利咽。主治肺经伏火，气息腥臭，咳嗽气喘，涕唾黏稠，口舌干燥，咽喉疼痛者。方二由知母、陈皮、桑白皮、地骨皮、桔梗、青皮、黄芩、甘草组成。功能泻肺清火。主治肺经火盛发喘。

3. 桑丹泻白散（《广温热论》） 本方去粳米，加桑叶、菊花、牡丹皮、杏仁、贝母、金银花组成。功能清泻肺热，平喘止咳。主治温毒喉痧，下夺清化以后，余热未清者；亦治肺热喘咳。

4. 防风泻白散（《症因脉治》） 由防风、桑白皮、地骨皮、甘草组成。功能解表清肺平喘。主治哮喘，发热，外感表邪，短息倚肩，不能仰卧，伛偻伏坐。

5. 黄芩泻白散（《症因脉治》） 由黄芩、地骨皮、桑白皮、甘草组成。功能泻肺热，利小便。主治肺经有热，气逆胸满，喘咳面肿，小便不利。

6. 桑丹泻白汤（《通俗伤寒论》） 本方加桑叶、牡丹皮、竹茹、川贝母、金橘饼、大蜜枣组成。功能清肝保肺。主治肝火灼肺，咳则胁痛，不能转侧，甚则咳血，或痰中夹带血丝。

泻黄散

【方源】《小儿药证直诀》

【组成】藿香叶6克　山栀仁3克　石膏9克　甘草6克　防风9克

【用法】上药锉，同蜜、酒微炒香，为细末，每服一至二钱（3~6克），水一盏，煎至五分，温服清汁，无时。现代用法：水煎服，或作散剂冲服。

【功效】清散脾胃伏火。

【主治】脾胃伏火。症见小儿弄舌，口疮口臭，或唇干烦渴，舌红脉数。

【方解】本方原用于"治脾热弄舌"。钱乙云："脾脏微热，令舌脉微紧，时时舒舌"，故有弄舌之患。脾开窍于口，脾胃伏火，外侯应之，故发口疮口臭；脾火外蒸，故唇口干燥；伏火伤阴，则见烦渴；舌红脉数，正火热之候。

原方以清、散二法泻除脾热。清脾者，以石膏、山栀仁为君药，寒凉以清泻之，因心开窍于舌，弄舌者，乃心经亦热，用山栀仁者兼可清心火。臣以防风，取其辛散脾中伏火，虽为发散之药，但其性舒缓，故称为"风药中之润剂"。藿香芳香入脾，既助防风辛散伏火，而有"火郁发之"之效，又可芳香辟秽，调中和胃，为方中辅佐之药。用甘草，一可以泻火解毒，二可以甘缓和中，使散者不至迅散，清者不至骤清，缓行于中，以奏祛热之功。

【按语】本方以口疮口臭、舌红脉数为辨证要点。现代常用于治疗口腔溃疡、慢性口腔炎、鹅口疮、滞颐、小儿发热、脑功能失调、妇人带下、睑缘炎等。如烦躁不安，加灯心草、赤茯苓；小便短赤，加滑石；大便秘结，加大黄；热重，加连翘、金银花；津伤，加麦冬、石斛。

【同名方】

1.《幼幼集成》泻黄散　由赤茯苓、黄芩、黄柏、黄连、焦栀子、泽泻、茵陈、灯心草组成。功能清热泻火。主治小儿心脾热，舌不转，不能吮乳。

2.《医宗金鉴》泻黄散　由犀角（水牛角代）、青皮、黄连、生地黄、木通、石膏、牡丹皮、荆芥穗、牛蒡子、红花、大黄、紫花地丁、灯心草组成。功能清热凉血，解毒透邪。主治痘疹锁口，一边嘴角有痘一粒，较诸痘独大，板硬无盘，或两边嘴角各有一粒，或口之上下四旁，连串环绕者。

3.《幼科发挥》泻黄散　由赤茯苓、黄柏、黄连、黄芩、山栀子、泽泻、茵陈组成。功能清热利湿。主治湿热肿胀。

4.《兰台轨范》泻黄散　本方去石膏组成。功效、主治与本方略同。

【附方】

1. 加味泻黄散（《医醇賸义》）　由防风、葛根、石斛、石膏、山栀子、茯苓、甘草、荷叶、粳米组成。功能泻脾降火，滋生津液。主治脾有伏火，舌燥唇干，烦渴易饥，热在肌肉。

2. 清热泻脾散（《医宗金鉴》）　由炒栀子、煅石膏、黄连（姜炒）、生地黄、赤茯苓、黄芩、灯心草组成。功能清热泻脾。主治小儿鹅口疮，口舌生满白屑。

清胃散

【方源】《兰室秘藏》

【组成】生地黄 12 克　当归 6 克　牡丹皮 9 克　黄连 3 克　升麻 6 克

【用法】原为散剂，现多作汤剂，水煎服。

【功效】清胃凉血。

【主治】胃有积热。牙痛牵引头脑，面颊发热，其齿恶热喜冷；或牙龈溃烂；或牙宣出血；或唇舌颊腮肿痛；或口气热臭，口舌干燥，舌红苔黄，脉滑大而数。

【方解】方用黄连苦寒泻火为君，以清胃中积热；以生地黄凉血滋阴，牡丹皮凉血清热，共为臣；并佐以当归养血和血；升麻散火解毒，与黄连相伍，使上炎之火得散，内郁之热得降，并为阳明引经药。五味配合，共奏清胃与凉血之功。

【按语】本方以牙痛、牙宣出血、牙龈肿烂、口气热臭、舌红苔黄为辨证要点。现代常用于治疗口腔炎、牙周炎、口腔溃疡、三叉神经痛等。如风火牙痛,加防风、薄荷;胃火炽盛,加生石膏;大便秘结,加大黄;胃火齿衄,加牛膝、白茅根;小儿重颚、重龈属胃火上炎者,加金银花、灯心草。

【同名方】

1.《医学心悟》清胃散　即本方去当归,加连翘组成。功能清胃凉血。主治走马牙疳,牙间红肿,渐变紫黑臭秽。

2.《外科正宗》清胃散　由黄芩、黄连、牡丹皮、生地黄、升麻、石膏组成。功能清胃泻火凉血。主治胃经发热,牙龈作肿,出血不止。

3.《血证论》清胃散　即本方加甘草组成。功能清热解毒凉血。主治脏毒。

4.《医学金鉴》清胃散　有两方:方一由车前子、石膏、大黄、柴胡、桔梗、黑玄参、黄芩、防风组成。功能清胃祛风泻火。主治小儿眼胞内生赘,初起如麻子,久则渐长如豆,隐摩瞳仁,赤涩泪出。方二由本方加石膏、灯心草组成。功能清胃泻火。主治小儿热蓄于胃,牙根肿如水疱,胀痛难忍,名曰重龈。

5.《慈禧光绪医方选议》清胃散　由人中白、青黛、杭芍、白芷、生石膏、冰片、牛黄、麝香组成,共为细末,上患处。功能清热解毒,消肿敛疮。主治口舌生疮,咽喉肿痛。

【附方】

1. 清胃汤(《症因脉治》)　由升麻、黄连、生地黄、山栀子、甘草、干葛、石膏、犀角(水牛角代)组成。功能凉血清胃。主治脾胃积热,鼻中出血,右关脉数。

2. 清胃肠(《医宗金鉴》)　即本方去当归,加石膏、黄芩组成。功能清胃泻火。主治胃经实热之牙衄,血出如涌,口臭而牙不动。

3. 加味清胃散(《校注妇人良方》)　本方加连翘、犀角(现用水牛角代)、甘草组成。功能清胃凉血。主治妇人胃火伤血,唇裂内热者。

4. 清胃饮(《古今医统》)　本方加黄芩、石膏、白芍、甘草、青皮、栀子、苍术、细辛、藿香、荆芥组成。功能清胃凉血,祛风化湿。主治牙床肿痛,出血动摇,因风湿热痰而成者。

清暑益气汤

【方源】《温热经纬》

【组成】西洋参 5 克　石斛 15 克　黄连 3 克　麦冬 9 克　竹叶 6 克　荷梗 15 克　知母 6 克　甘草 3 克　粳米 15 克　西瓜翠衣 30 克

【用法】水煎服。

【功效】清暑益气，养阴生津。

【主治】暑热耗气伤津，身热汗多，心烦口渴，小便短赤，体倦少气，精神不振，脉虚数者。

【方解】方中重用西瓜翠衣清热解暑，西洋参益气生津，养阴清热，为君药。臣以荷梗，协君药以清解暑热。石斛、麦冬滋阴生津，三药合治气阴之不足。另有知母清热滋阴除烦，竹叶清心除烦，少用黄连清热泻火，粳米益气养胃。诸药合用，既清解暑热，又益气养阴，故为治疗中暑而气阴两伤之良剂。

【按语】本方以少气体倦、汗多口渴、脉虚数、病发于夏季者为辨证要点。暑热伤人，则身热，心烦，溺赤，脉数。暑为阳邪，最易耗气伤津，耗气则体倦少气，神疲乏力；伤津则口渴。既有暑热熏蒸，又有气虚失固，则见自汗。其脉数中见虚，则为暑热与气阴不足并存之象。现代常用于治疗夏季热、夏季感冒、肺炎等。如暑热不甚者，去黄连；暑热较重者，加生石膏；津伤甚者，加生地黄、玄参、五味子；小儿夏季热属气津不足者，去黄连，加白薇、地骨皮。

本方因有养阴滋腻之品，暑病夹湿者，不宜使用。

【同名方】《脾胃论》清暑益气汤 由黄芪、苍术、人参、升麻、神曲、橘皮、白术、麦冬、炙甘草、当归、青皮、葛根、黄柏、泽泻、五味子组成。功能清暑除湿，益气健脾。主治平素气虚，又受暑湿，身热头痛，口渴自汗，不思饮食，四肢困倦，胸满身重，大便溏薄，小便短赤，苔腻脉虚者。

解暑片

【方源】《常用中成药》

【组成】朱砂180克 大黄120克 麻黄96克 天麻96克 雄黄96克 雌黄96克 硼砂96克 苍术96克 山慈菇90克 大戟90克 五倍子90克 千金霜90克 鬼箭羽90克 丁香60克 麝香45克 沉香45克 檀香45克 降香45克 苏合香油45克 冰片30克 细辛30克 肉桂30克

【用法】制成片剂。每服2~4片，日服1~2次。

【功效】解暑辟秽。

【主治】暑季发痧，腹痛吐泻，头晕胸闷，神志不清等症。

【方解】本方原出于鲍相璈著《验方新编》，方名避瘟丹，后人有所增减。朱砂重镇安神，天麻、雄黄、苍术、山慈菇、鬼箭羽等祛湿止晕；丁香、麝香、沉香等芳香走窜，醒神辟秽。

石膏汤

【方源】《外台秘要》

【组成】生石膏30克　黄连6克　黄柏6克　黄芩6克　豆豉9克　栀子9克　麻黄9克

【用法】水煎服。

【功效】清热泻火，发汗解表。

【主治】伤寒表证未解，里热已炽，壮热无汗，身体沉重拘急，面红目赤，鼻干口渴，烦躁不眠，神昏谵语，鼻衄，脉滑数。

【方解】本方中石膏清热除烦为君药，豆豉、麻黄发汗解表为臣药，黄连、黄芩、黄柏、栀子泻三焦之火为佐药。配合成方，发表而不助里热，清热而不失治表，实为表里双解的良药。

【按语】本方以口渴烦躁、壮热无汗、神昏谵语、脉滑数为辨证要点。现代常用于治疗肺炎、斑疹伤寒、慢性肺源性心脏病急性发作等。如壮热不退，则加知母、寒水石；咽喉肿痛，则加元参、马勃；肺热咳喘，则加鱼腥草、金银花、杏仁、紫苏子；皮肤发斑，加牡丹皮、赤芍。

【同名方】

1.《太平圣惠方》石膏汤　由本方加炙甘草、大黄组成。功能清热泻火。主治伤寒病九日，曾经汗吐下未解，昏聩沉重，三焦生热，脉滑数，欲入百合等症状。

2.《备急千金要方》石膏汤　有两方：方一由石膏、龙胆草、升麻、贝齿、芍药、甘草、鳖甲、黄芩、羚羊角、橘皮、当归组成。功能清热息风凉肝。主治热气上冲头面，面赤矜急，脚气风毒，鼻塞去来，来时令人昏聩，心胸恍惚，或苦惊悸，身体颤抖，手足缓纵。方二由石膏、麻黄、杏仁、鸡子黄、甘草组成。功能清热解表祛风。主治风毒。

3.《素问病机气宜保命集》石膏汤　由石膏、知母、白芷组成。功能清热泻火祛风。主治伤寒身热。

4.《普济方》石膏汤　由麻黄、钩藤、石膏、葛根、柴胡、半夏曲、炙甘草、枳壳、生姜、菊花、大枣组成。功能清热息风平肝。主治肝厥、状如痫疾，呕吐，不醒人事，或醒后头发热、虚晕。

5.《圣济总录》石膏汤　由石膏、前胡、犀角（水牛角代）、防风、芍药、龙齿、牛黄、豆豉、葱白组成。功能祛风清热解毒。主治伤寒刚痓，身热仰目，头痛项强。

6.《喉科秘诀》石膏汤　由石膏、知母、甘草、元参、天花粉组成。功能清热养阴。主治肺胃热盛，咽喉肿痛。

7.《疡医大全》石膏汤　由升麻、知母、石膏、大黄、栀子、薄荷、赤茯苓、连翘、朴硝、甘草组成。功能清热泻火解毒。主治胃经实热牙痛。

【附方】

1.增损三黄石膏汤（《寒温条辨》）　本方去麻黄，加僵蚕、蝉蜕、知母、薄荷组成，功能清热解毒，生津止渴。主治表里三焦大热，两目如火，五心烦热，鼻干面赤，唇焦，烦渴引饮，身如涂朱，神昏谵语，舌苔发黄。

2.三黄石膏汤（《伤寒六书》）　本方加生姜、大枣、细茶组成。功能解表清热泻火。主治伤寒汗吐下误治后，三焦俱热，身目俱痛。

普济消毒饮（又名普济消毒饮子）

【方源】《东垣试效方》

【组成】黄芩15克　黄连9克　陈皮6克　甘草6克　玄参10克　柴胡6克　桔梗6克　连翘10克　板蓝根15克　马勃3克　牛蒡子9克　薄荷3克　僵蚕9克　升麻6克

【用法】水煎服。

【功效】疏风散邪，清热解毒。

【主治】大头瘟。症见恶寒发热，头面红肿焮痛，目不能开，咽喉不利，舌燥口渴，舌红苔黄，脉数有力。

【方解】本方为治大头瘟之良剂。方中重用酒炒黄连、黄芩清泄上焦热毒，为君药。升麻、柴胡辛凉透热，升阳散火，有"火郁发之"之意，并可协诸药上达头面，为舟楫之用，为臣药。牛蒡子、薄荷、连翘、僵蚕辛凉宣泄，疏散风热，为佐药。玄参、板蓝根、马勃、桔梗、甘草清热解毒，清利咽喉，陈皮理气散结，共为佐药。

【按语】本方以头面红肿焮痛、舌红苔黄、恶寒发热、脉数有力为辨证要点。本方主证为外感风热疫毒壅于上焦，攻冲头面。风热疫毒外侵，上先受邪，头为诸阳之会，火毒上攻，气血壅滞，故头面红肿焮痛；邪郁肌表，正邪交争，故恶寒发热，脉浮数；温邪上受，首先犯肺，咽属肺系，热邪熏蒸，故咽喉不利，口渴舌燥，舌红苔白兼黄。本病具有传染性，多发生于冬春两季，以小儿发病为多。现代常用于治疗流行性腮腺炎、急性扁桃体炎、急性咽喉炎、流行性出血热、猩红热、丹毒、呼吸道感染等。如症状明显，加荆芥、防风；高热，加生石膏、大青叶、生栀子；腮部漫肿较硬，加昆布、海藻；大便秘结，加大黄、芒硝；兼气虚，加党参；睾丸肿痛，加川楝子、龙胆草、荔枝核。

现代药理研究证实，本方煎剂对甲型和乙型溶血性链球菌、肺炎球菌、白色葡萄球菌、金黄色葡萄球菌均有良好的抑菌作用，对其他细菌亦有不同程度的抑制作用，特别是对耐药细菌具有较强抑菌作用。

【同名方】《卫生宝鉴》普济消毒饮　由本方去薄荷，加人参组成。功效、主治与本方同。

【附方】

1. 芩连消毒汤（《伤寒六书》）　由柴胡、甘草、桔梗、黄芩、川芎、荆芥、黄连、防风、羌活、连翘、枳壳、射干、白芷、生姜、牛蒡子、竹沥、姜汁组成。功能清热疏风，解毒消肿。主治天行大头瘟，发热恶寒，头顶肿痛，脉洪。

2. 玄参升麻汤（《类证活人书》）　由玄参、升麻、甘草组成。功能解毒化斑。主治温病热毒引发斑疹，或咽喉肿痛。

3. 普济消毒饮去升麻柴胡黄芩黄连方（《温病条辨》）　本方去升麻、黄芩、黄连、柴胡、陈皮，加金银花、荆芥组成。功能清热解毒，疏风利咽。主治温毒咽痛喉肿，面正赤，耳前、耳后肿，颊肿，或喉不痛但外肿，甚则耳聋，俗名大头瘟、虾蟆瘟。

六一散

【方源】《黄帝素问宣明论方》

【组成】滑石 18 克　甘草 3 克

【用法】上药研为细末，每服 9 克，温开水或加蜜少许调服；或布包水煎服；亦可加入其他方药中煎服。

【功效】清暑利湿。

【主治】感受暑湿，身热烦渴，小便不利，或呕吐泄泻；亦治膀胱湿热，小便赤涩淋痛以及砂淋等。

【方解】方中重用滑石，甘淡而寒，质重体滑，其淡能利湿，寒能清热，重能下降，滑能利窍，功擅清暑利湿通淋，《神农本草经》谓其"主身热泄澼，女子乳难，癃闭，利小便"，故为君药；少量甘草和其中气，且以缓和滑石寒滑之性，使邪去而正不伤，为佐使药。二药配合，清暑利湿，使内蕴之暑湿从小便排泄，则热可退、渴可解、利可止。《明医杂著》所谓"治暑之法，清心利小便最好"，正合本方立方之意，亦为暑病夹湿的治疗大法。原方以滑石六两、甘草一两，作散剂服，故名"六一散"。亦寓"天一生水，地六成之"之义。

【按语】本方以口渴心烦、身热汗出，小便短赤或赤涩淋痛为辨证要点。现代常用于治疗中暑、泌尿系统结石、尿路感染、小儿消化不良、口疮等。暑湿，加丝瓜络、西瓜翠衣、竹叶；小便涩痛或砂淋，加海金沙、琥珀、金钱草；血淋，加侧柏叶、小蓟、蒲黄。

【同名方】《古今医鉴》六一散　本方加冰片组成。清热之功比本方强。主治痘疹热毒太盛，红紫黑陷，狂言引饮。

【附方】

1. 鸡苏散（《黄帝素问宣明论方》）　本方加薄荷叶组成。功能清暑利湿散风。主治暑湿证兼见微恶风寒，头痛头胀，咳嗽不爽者。

2. 碧玉散（《黄帝素问宣明论方》）　本方加青黛组成。功能清暑利湿，清泄肝火。主治暑湿证兼有肝胆郁热，目赤咽痛，或口舌生疮。

3. 益元散（《奇效良方》）　本方加辰砂组成。功能清暑利湿安神。主治暑湿证兼见心悸怔忡，失眠多梦。

4. 三生益元散（《医方集解》）　本方加生侧柏叶、生车前子、生藕节组成。功能清热利湿，凉血止血。主治血淋。

第二章
解表方

凡以解表药为主组成,具有发汗、透疹、解肌作用,以治疗各种表证的方剂,统称为解表方。表证是指六淫之邪侵犯人体,出现以恶寒发热并见,脉浮、舌苔薄为主的证候。由于病因有寒热之异,体质有虚实之别,所以表证还有表寒、表热、表实、表虚的区别。根据"其在皮者,汗而发之""因其轻而扬之"(《素问·阴阳应象大论》)的原则,表证当用解表法治疗。其中表寒证宜用辛温解表剂,表热证宜用辛凉解表剂。另外,疮疡、麻疹、疟疾、痢疾、风水等初起有表证时,亦当解表。

解表方用药多为辛散轻扬之品,故不宜久煎。服用解表方时,宜避风寒,以遍身出微汗为宜,不可使大汗淋漓,以防损伤气阴。如表邪未尽又见里证时,当先解表后治里,或表里双解。如病邪已完全入里,则不宜使用解表剂。

麻黄汤

【方源】《伤寒论》

【组成】麻黄去节9克　桂枝6克　杏仁去皮尖9克　炙甘草3克

【用法】上四味,以水九升,先煮麻黄,减二升,去上沫,内诸药,煮取二升半,去滓,温服八合,覆取微似汗,不须啜粥,余如桂枝法将息。现代用法:水煎服。

【功效】发汗解表,宣肺平喘。

【主治】外感风寒表实重证。症见恶寒发热,头痛身疼,无汗而喘,舌苔薄白,脉浮紧。

【方解】本方为辛温发汗峻剂,是治疗伤寒表实证的代表方。功效为发汗解表,宣肺平喘,使卫阳得温,营阴通畅,肺气宣发,毛窍开放,风寒之邪随汗出而解。方中麻黄性温可助阳散寒,味辛可解表,为肺经专药,可宣肺平喘,为方中君药。桂枝性温味甘,既可温经散寒,又可通营达卫,与麻黄相配使营卫通畅,共成发汗峻剂,并可解除头痛身疼,为臣药。杏仁甘苦温,利肺降气,与麻黄配伍,宣降并用,可增强其平喘之功,为佐药。炙甘草既可缓和麻、桂的峻烈之性,又能调和麻、杏之宣降不和,为使药。

本方是辛温解表方，故风热表证不宜使用。此外，《伤寒论》还指出"疮家""淋家""衄家""亡血家"以及伤寒表虚自汗、血虚脉见"尺中迟"、误下而见"身重心悸"等，虽有表证，亦当禁用本方。因汗与血、津、液、气皆为同源异流之物，重发其汗，必使正气受损。

【按语】本方以无汗而喘、恶寒发热、脉浮紧为辨证要点。根据恶寒发热，无汗，舌苔薄白，脉浮紧，本方主证当属外感风寒表实证。头痛，身疼和喘为次要症状。风寒之邪伤人体表，阻遏卫阳，肌表不得温煦，故见恶寒；寒主收引，毛窍闭塞，故无汗；卫阳被郁，故微发热，邪在肌表，尚未入里，故舌苔薄白；正盛邪实，相争于表，故脉浮紧；寒邪束表，足太阳膀胱经受邪，营卫运行不畅，故见头疼身痛；肺主皮毛，毛窍闭塞，肺失宣降，故喘。柯琴用本方治疗风寒湿痹及寒性哮喘。现代常用于治疗感冒、支气管炎、支气管哮喘、麻疹、急性肾炎、荨麻疹、小儿发热、小儿银屑病、肩凝症、鼻炎、产后发热、痛经、癃闭等病症。若鼻塞流涕头痛，加川芎、白芷、苍耳子；气喘胸闷，加枳壳、桔梗、紫苏子；咳嗽痰黏，加桔梗、前胡；阳虚寒甚加附子；兼湿而骨节疼痛，加苍术、防风。

本方为辛温解表峻剂，故《伤寒论》指出"淋家""疮家""亡血家"，以及伤寒表虚自汗，阳虚而见"身重心悸"，血虚而脉见"尺中迟"等，虽有表寒证，亦皆禁用本方。至于温热、风热所致的表证，或表寒证失治，邪郁化热，也不宜使用本方。

现代药理研究证明，本方具有解热，镇咳祛痰，扩张支气管等作用。

【同名方】

1.《伤寒全生集》麻黄汤　本方加川芎、防风、羌活组成。功能辛温发汗，祛风解表。主治冬时正伤寒，头痛如斧劈，发热如火炽，身体疼痛，恶寒无汗，腰背项强拘急，脉浮紧。

2.《备急千金要方》麻黄汤　有四方：方一由麻黄、升麻、葛根、射干、鸡舌草、甘草、石膏组成。功能宣毒发表。主治小儿恶毒丹及风疹。方二即本方中桂枝换为桂心，加生姜、石膏、黄芩、芍药组成。功能辛温解表，清热宣肺。主治小儿发热咳嗽，伤寒，头面热者。方三由麻黄、甘草、桂心、五味子、生姜、半夏组成。功能解表散寒，宣肺平喘。主治小儿卒肩息，上气不得安。方四即本方桂枝换为桂心，加大枣、茯苓、防风、当归、白术、升麻、川芎、黄芩、芍药、麦冬组成。功能辛温解表，祛风除湿。主治毒气恶风，脚弱无力，四肢不仁，顽痹，失音不能言，毒气冲心。

3.《幼幼集成》麻黄汤　由麻黄、熟石膏、升麻、蝉蜕、炙甘草、葱白组成。功能解表透疹。主治麻疹六七日，应出不出，或风寒闭塞。

【附方】

1.加味麻黄汤（《类证治裁》）　本方加半夏、橘红、苏叶、生姜、大枣组成。功能发汗解表、宣肺平喘，止咳化痰。主治恶寒无汗，伤寒咳嗽，脉紧。

2. 麻黄杏仁汤（《症因脉治》）　本方去桂枝，加桔梗组成。功能解表宣肺，平喘止咳。主治伤寒咳嗽，寒伤肺无郁热，脉浮紧。

3. 麻黄加术汤（《金匮要略》）　本方加白术组成。功能发汗解表，散寒除湿。主治湿家身烦疼。

大青龙汤

【方源】《伤寒论》

【组成】麻黄12克　桂枝6克　炙甘草6克　杏仁9克　生姜9克　大枣5枚　石膏30克

【用法】水煎服。

【功效】辛温解表，兼清里热。

【主治】风寒表实兼有里热证，恶寒发热，寒热俱重，头身疼痛，无汗而烦躁，舌苔薄白或微黄，脉浮紧。风水、头面及肢体水肿，小便短少，身重疼痛。

【方解】本方以麻黄汤重用麻黄，加石膏、生姜、大枣。方中麻黄、桂枝相伍，辛温散寒，发汗解表；麻黄、杏仁合用，宣畅肺气，以利表邪之解除；姜枣调和营卫，与甘草相协，更能安中益气而滋汗源。以上诸药，不离辛温表散风寒之规矩，实为麻黄汤之变局，而得成其为大青龙汤者，妙在石膏一味。石膏味辛性寒，色白入肺，主清火而有散邪之功，犹宜于风寒闭遏阳气郁滞所致之内热证。麻、桂合用，风寒得除而阳郁自解，则内热之根源已断；而无根无源之内热，得石膏之辛寒，自无遁形藏身之地矣。如是寒温相合，而成表里双解之名方。

【按语】本方以无汗烦躁、发热恶寒为辨证要点。现代常用于治疗感冒、支气管肺炎、支气管哮喘、流行性乙型脑炎、流行性脑脊髓膜炎、肠伤寒、皮肤瘙痒症、汗腺闭塞症等。若恶寒重而热轻者，麻、桂用量略为加大，石膏用量略为减小；恶寒轻而热重者，石膏用量加大，麻、桂用量减小；咳嗽加桔梗、前胡；治风水，加赤小豆、五皮饮。

本方为发汗峻剂，凡脉微弱、汗出恶风之表里俱虚证，不可使用。服用本方，须中病即止，不可过汗，免伤阳气。

现代药理研究证实，本方对蟾蜍离体心脏的活动有抑制作用；对大鼠和猫的胆汁排泄也有抑制作用；剂量小可使大鼠和猫的血压轻度上升，剂量大则使其血压轻度下降。

【附方】文蛤汤（《金匮要略》） 本方去桂枝加文蛤组成。功能清热止渴，解表散饮。主治外感风寒，口渴欲饮，水饮郁热，恶风身热，头痛身重，或头身微肿，或咳喘胸闷，烦躁不安，舌质红而苔白，脉浮紧。

小青龙汤

【方源】《伤寒论》
【组成】麻黄9克　芍药9克　细辛3克　干姜3克　炙甘草6克　桂枝6克　五味子3克　半夏9克
【用法】上八味，以水一斗，先煮麻黄，减二升，去上沫，内诸药，煮取三升，去滓，温服一升。现代用法：水煎服。
【功效】解表蠲饮，止咳平喘。
【主治】风寒客表，水饮内停。症见恶寒发热，无汗，喘咳，痰多而稀，或痰饮咳喘不得平卧，或身体疼痛，头面四肢水肿，舌苔白滑，脉浮。
【方解】本方是解表散寒，温肺化饮的常用方剂。方中麻黄发汗解表，宣肺平喘，肃肺利水，为君药。桂枝辛甘温，既可解肌发表，助麻黄以解表，又可温阳化气，助麻黄以化饮，同为君药。"病痰饮者，当以温药和之"，故以干姜、细辛温肺化饮，协麻黄、桂枝解表祛邪，共为臣药。半夏燥湿化痰，蠲饮降浊；五味子酸甘敛肺止咳，芍药和营养血，配桂枝以调和营卫，与五味子同用防止麻、桂发散太过。以上共为佐药。炙甘草调和诸药，为使药。
【按语】本方以恶寒发热、痰涎清稀、咳嗽气喘为辨证要点。本方主证为外感风寒表实证，病机同麻黄汤，兼证为内有停饮。患者素有水饮内停，脾肺多虚，一旦感受寒邪，每致引动内饮，水寒伤肺，肺失宣降，故喘咳，水饮溢于肌肤，故水肿身重。若水停心下，阻滞气机，可见胸痞；若水留胃中，胃气上逆，可见干呕。现代常用于治疗支气管炎、百日咳、支气管哮喘、肺气肿、肺源性心脏病、肾炎、结膜炎、胸膜炎、泪囊炎、过敏性鼻炎、分泌性中耳炎、老年遗尿等。本方并非专治外寒内饮证，凡咳嗽，痰白清稀而有泡沫，口不渴，舌淡而苔白滑者，无论有无恶寒发热，有无发汗，均可加减使用。若无外感症状，或外寒已解而咳喘未除，可去桂枝，并改用炙麻黄；痰饮较盛，重用半夏、干姜、细辛，或加陈皮、茯苓；胸闷腹满，加葶苈子、莱菔子、川厚朴；咳喘较剧，加杏仁、紫苏子；久咳肺虚，重用五味子；水肿，加白术、茯苓；兼有里热，加石膏、桑白皮。

肺虚咳喘，阴虚干咳，肾虚喘促者禁用本方。

现代药理研究证实，本方对豚鼠离体支气管平滑肌有不同程度的松弛作用；对新斯的明造成的麻醉猫的支气管痉挛有明显的缓解作用；并有抗组胺、抗乙酰胆碱和抗氯化钡的作用。

【附方】小青龙加石膏汤（《金匮要略》） 本方加石膏组成。功能清热除烦，解表化饮。主治肺胀，心下有水气，咳而上气，烦躁而喘，脉浮。

竹叶汤

【方源】《金匮要略》

【组成】竹叶 12 克　葛根 9 克　防风 3 克　桔梗 3 克　桂枝 3 克　人参 3 克　甘草 3 克　附子 6 克　大枣 5 枚　生姜 9 克

【用法】水煎服。

【功效】温阳益气，疏风解表。

【主治】产后阳虚，复感风邪，恶风发热，头痛，面赤气喘，或汗出，舌淡苔白，脉浮虚。

【方解】本方中竹叶、葛根、桂枝、桔梗、防风疏风解表；人参、附子温阳益气，扶正固脱；甘草、生姜、大枣调和营卫，甘缓和中。方中诸药相配得，宜佐使得法，邪正兼顾，为后世扶正祛邪之祖。

【按语】本方以恶风发热、气喘、面赤、头痛、脉浮虚为辨证要点。现代常用于治疗产后发热、风痉、感冒等产后病。呕者，加半夏；劲项强，加重附子用量。

【同名方】

1.《千金翼方》竹叶汤　由竹叶、麦冬、黄芩、茯苓、人参、小麦、生姜、大枣、枳实、芍药、黄芪、前胡、地黄、升麻、射干、川芎、甘草组成。功能清热解毒，补虚托毒。主治痈疽发背，客热作肿。

2.《备急千金要方》竹叶汤　兹录三方：方一由竹叶、生地黄、地骨皮、天花粉、茯神、石膏、葳蕤、知母、生姜、麦冬组成。功能清热养阴，生津止渴。主治渴利虚热，引饮不止。方二由竹叶、甘草、茯苓、人参、生姜、小麦、大枣、半夏、麦冬组成。功能清热和胃，益气生津。主治产后虚渴，少力。方三由竹叶、小麦、知母、石膏、麦冬、黄芩、人参、生姜、甘草、天花粉、半夏、茯苓组成。功能清热除烦，益气生津。主治五心热，手足烦，口干唇燥，胸中热。

3.《圣济总录》竹叶汤　由犀角（现用水牛角代）屑、淡竹叶、木通、玄参、黄芩、黄连、车前子、芒硝、大黄、细辛组成。功能祛风明目，清肝泻火。主治肝脏实热，眼赤疼痛。

4.《太平圣惠方》洗眼竹叶汤　由竹叶、秦皮、菊花、防风、葳蕤、蕤仁、生甘草组成，水煎洗眼。功能祛风清热明目。主治时气，目赤碜痛及痒不可忍。

香苏散

【方源】《太平惠民和剂局方》

【组成】香附 12 克　紫苏叶 12 克　陈皮 6 克　炙甘草 3 克

【用法】上为粗末，每服 9 克，水煎服。若作细末，每服 6 克，入盐点服。亦可作汤剂水煎服，用量按原方比例酌减。

【功效】疏散风寒，理气和中。

【主治】外感风寒，内有气滞，形寒身热，头痛无汗，胸脘痞闷，不思饮食，舌苔薄白，脉浮。

【方解】本方是理气解表的代表方剂。紫苏叶辛温解表，并能理气和中，为君药；香附辛苦性平，为疏肝理气解郁之要药，为臣药；陈皮辛苦温，理气健脾，燥湿和胃，为佐药；甘草调和诸药，为使药。

【按语】本方以胸脘痞闷，恶寒身热无汗，苔白脉浮为辨证要点。本方主症为外恶寒发热无汗。气滞而见胸脘痞闷，不思饮食，为兼症。手太阴肺经起于中焦，风寒束表，肺失宣降，使脾胃气机不畅，或患肝胃气滞者复感风寒，均可见上述兼症。现代常用于治疗胃肠型感冒、胃痛、胸痛、梅核气、经期腹痛、子悬等。若风寒较重，加葱白、生姜，或麻黄；伤食，加鸡内金、炒六曲；伤风，鼻塞头昏，加羌活、荆芥；咳嗽加杏仁、桑白皮；有痰，加半夏；头痛，加川芎、白芷；胃脘胀满，加厚朴、枳壳；心中卒痛，加延胡索、酒；气滞胃痛，以紫苏梗易紫苏叶。

服药期间，戒食荤腥、酒、肉。本方虽属于解表轻剂，但药性偏温，故兼有里热或素体阴虚者禁用。

【同名方】

1.《世医得效方》香苏散　本方加苍术、生姜、葱白组成。功能理气解表，燥湿健脾。主治伤风、伤寒、伤湿、伤食。

2.《卫生宝鉴》香苏散　由陈皮、木通、防己、紫苏叶、生姜组成。功能利水消肿，理气和中。主治水气虚肿，小便赤涩。

【附方】

1. 香苏饮《医宗金鉴》　本方去香附，加藿香、枳壳、厚朴、茯苓、木香、生姜组成。功能解表散寒，理气和中。主治小儿触冒寒邪，曲腰而啼，入里犯胃，吐沫不止者。

2. 加味香苏散（《医略六书》） 本方加藿香、砂仁组成。功能祛暑解表，理气和中。主治孕妇伤暑感冒，吐泻，脉浮。

3. 加味香苏散（《医学心悟》） 本方加荆芥、秦艽、防风、蔓荆子、川芎、生姜组成。功能与本方相同，而发汗散表之力增强。主治四时感冒，头痛身疼，恶寒发热，无汗，舌苔薄白，脉浮；女性经期感冒风寒者。

4. 香苏葱豉汤（《重订通俗伤寒论》） 本方加葱白、豆豉组成。功能解表发汗，调气安胎。主治妊娠伤寒，头痛鼻塞，恶寒发热。

九味羌活汤

【方源】《此事难知》

【组成】羌活5克　防风5克　苍术5克　细辛1克　川芎3克　白芷3克　生地黄3克　黄芩3克　甘草3克

【用法】水煎服。

【功效】发汗祛湿，兼清里热。

【主治】外感风寒湿邪。症见恶寒发热，肌表无汗，头痛项强，肢体酸楚疼痛，口苦而渴，舌苔白或微黄，脉浮。

【方解】本方为治疗四时外感风寒湿邪的常用方剂。羌活辛苦温，入太阳经，散表寒，祛风湿，利关节，为治风寒湿邪在表的要药，为本方君药。防风辛甘温，为太阳本经药物，散风除湿之力缓和；苍术苦温，既可燥湿健脾，又可发汗散表湿，二者共为臣药。川芎、细辛、白芷散风祛寒，除诸经头痛；生地黄、黄芩清泄里热，并可防止温燥之药伤津耗液。另外，汪昂在《医方集解》中，始加入生姜、葱白，以助发汗解表。以上均为佐药。甘草调和诸药，为使药。

【按语】据恶寒发热，无汗，舌苔白，脉浮，本方主证为外感风寒。肢体酸痛为兼湿邪，口苦微渴为兼有里热之象；头痛为次要症状。风寒湿邪，外束肌表，毛窍闭塞，卫阳郁遏，故恶寒发热，无汗；经络不畅，故头痛；湿性重浊黏滞，气血不畅，故肢体酸痛；口苦微渴为里有蕴热之象。

【附方】

1. 羌活保元汤（《寿世保元》） 本方加生姜、葱白组成，增强通阳解表之力，主治、功效与本方略为相同。

2. 大羌活汤（《此事难知》） 本方去白芷，加黄连、防己、知母、白术组成。功能发散风寒，清热祛湿。主治风寒湿邪表证兼有里热，恶寒，头痛发热，口干烦满而渴。

圣散子

【方源】《苏沈良方》
【组成】草豆蔻9克 猪苓15克 石菖蒲15克 高良姜15克 独活15克 炮附子15克 麻黄15克 厚朴15克 藁本15克 芍药15克 枳壳15克 柴胡15克 泽泻15克 白术15克 细辛15克 防风15克 藿香15克 姜半夏15克 茯苓15克 炙甘草30克
【用法】上药研末，每次15克，水煎服。亦可用饮片煎服，各药用量按常规剂量。
【功效】解表发汗，辟疫祛邪。
【主治】表里两感，卫阳郁闭，高热无汗，不进饮食；或感犯时疫，神昏谵狂，病情危笃者。
【方解】本方用麻黄、细辛、独活、防风疏散表邪，泄越卫阳；辅以附子、高良姜，鼓动阳气，使邪从汗解；半夏、藿香、草豆蔻、枳壳，疏理气机，宣畅膜原，使邪有出路；用药繁而不乱，多而不杂，主其配伍特点。
【按语】本证临床应用以伤寒湿疫见发热、无汗、饮食不振，或神昏、寒颤肢厥、苔白脉紧等，为其辨证要点。主要用于治疗外邪郁闭，表里不解之证。本方辛温燥热，大实热或热盛津伤者，不宜采用。即使药证相当，也应中病即止，或减其制，不可长期服用。

葱白七味饮

【方源】《外台秘要》
【组成】葱白9克 葛根9克 新豉6克 生姜6克 麦冬9克 干地黄9克 劳水800毫升
【用法】上药用劳水煎服。现代多用水煎服。
【功效】养血解表。
【主治】病后阴血亏虚，调摄不慎，感受外邪；或失血之后，复感冒风寒，头痛身热，微寒无汗。

【方解】本方葱白、葛根解表散邪，共为君药；干地黄、麦冬养血滋阴，为臣药，以资汗源；新豉、生姜助君药发表散邪，为佐药；劳水助君药以滋阴为佐使药。诸药并用，有养血和营、解肌发表、辛透外邪之效。

【按语】本方以头痛身热、无汗、微恶寒，兼见血虚诸症为辨证要点。现代常用于治疗感冒。如身热较盛，加金银花、连翘、黄芩；恶寒较重，加紫苏叶、荆芥；出血未止，则加阿胶珠、白茅根、藕节、白及；胃纳不佳，则加陈皮、六曲。

使用本方期间，忌食芜荑。

柴葛解肌汤

【方源】《伤寒六书》
【组成】柴胡6克　葛根9克　甘草3克　黄芩6克　羌活3克　白芷3克　芍药6克　桔梗3克
【用法】水二盏，生姜三片，大枣二枚，捶法加石膏一钱（5克），煎之热服。现代用法：水煎服。
【功效】解肌清热。
【主治】感冒风寒，郁而化热。症见恶寒渐轻，身热增盛，无汗，头痛肢楚，目痛鼻干，心烦不眠，眼眶痛，舌苔薄黄，脉浮微洪。
【方解】本方以治疗阳明经病为主。方中葛根味辛性凉，为阳明经之表药，可解肌透热；柴胡味辛性寒，解表退热，二者共为君药。方中臣药有两组：一是白芷、羌活，白芷善走阳明经，治前额头痛，羌活为太阳经药，解表散寒；二是黄芩、石膏，清阳明经之里热；白芍、大枣益阴养血，既防热邪伤阴，又防疏散太过，桔梗宣利肺气，生姜发散风寒，共为佐药。甘草调和诸药，为使药。原方加减："本经无汗，恶寒甚者，去黄芩加麻黄，冬月宜加春宜少，夏秋去之加苏叶。"说明表寒重时，应去黄芩，恐其凉遏太过。反之，若表寒已解，则当去羌活、白芷。临床当灵活掌握。
【按语】本方主治恶寒渐轻，身热增盛，目痛鼻干，眼眶痛，舌苔薄黄，脉浮微洪，证属感冒风寒，寒郁化热，兼阳明经证。头痛肢楚，心烦不眠为次要症状。外感风寒，郁而化热，阳明经受邪，病在阳明之表，则目痛鼻干，眼眶痛等；邪入阳明经之里，故心烦不眠，脉洪；表未全解，太阳表邪尚在，故仍有恶寒，头痛肢楚，脉浮。此时以阳明经表受邪为主，兼有太阳经表证和阳明经里证。
【同名方】《医学心悟》柴葛解肌汤　由柴胡、葛根、黄芩、甘草、芍药、知母、牡丹皮、生地黄、贝母组成。功能清热解肌。主治外感风热，里热亦盛证。发热头痛，但口渴而不恶寒，舌苔黄，脉浮散。

【附方】

1. 柴葛桂枝汤(《幼幼集成》)　有两方：方一由柴胡、葛根、人参、羌活、防风、桂枝、牛蒡子、炙甘草、淡竹叶组成。功能解肌祛风透疹。主治痘将出而憎寒振战。方二由柴胡、葛根、桂枝、白芍、炙甘草、生姜、大枣组成。功能解肌清热，调和营卫。主治小儿伤风，自汗发热。

2. 柴胡葛根汤(《外科正宗》)　由柴胡、葛根、黄芩、天花粉、桔梗、连翘、牛蒡子、甘草、石膏、升麻组成。功能清热解毒，解肌散邪。主治颐毒表散未尽，身热不解，热毒内蕴，红肿坚硬作痛者。

第三章
补益方

根据"虚则补之"的原则，用补养强壮一类药物为主组成具有补益人体气血阴阳不足作用，以治各种虚证的方剂，叫做补益方。属于"八法"中的"补"法。

补益剂是补法的具体体现，通过补养脏腑阴阳气血的虚损，从而达到恢复阴阳相对平衡或扶正祛邪的目的。

虚证有气虚、血虚、气血两虚、阴虚、阳虚等的不同。因此，临床应用应辨明性质，采用不同的补法。

补益方使用注意事项如下。

1. 补益剂有峻补、平补之分。对于病势急促，气血暴脱之证，宜用补养作用效果迅速的方剂；对于一般慢性病，病势较缓的虚证，宜取缓补的方剂，慢慢调养。

2. 正虚而外邪未尽，不能过早使用补益剂，当先祛邪，以免留邪为患，必要时可扶正与祛邪并用。

3. 注意患者的脾胃功能，如运化较差，可适当加入理气健脾药，使补而不滞，达到"补正不忘祛邪，填补必先理气"之目的。

4. 补气与补阳药物，性多温热辛燥，对于阴虚火旺的患者不宜用，补血与补阴的方剂，性多寒凉滋腻，阳虚阴盛的患者忌用。

5. 重视人的精神因素，树立战胜疾病的信心。根据身体条件，适当参加劳动和体育锻炼，增强体质，不要乱服补益药。

四君子汤（制丸，名四君子丸）

【方源】《太平惠民和剂局方》

【组成】人参10克　白术9克　茯苓9克　甘草6克

【用法】上为细末，每服6克，水一盏，煎至七分，通口服，不拘时，入盐少许，白汤点亦得。现代用法：水煎服。

【功效】益气健脾。

【主治】脾胃气虚证。症见面色萎黄，语声低微，四肢无力，食少便溏，舌质淡，脉虚软无力。

【方解】本方为治疗脾肺虚弱的基础方剂。方中人参甘温，入脾肺二经，大补元气，为君药。白术甘苦温，健脾燥湿，健胃和中，为臣药。茯苓甘淡而平，渗湿健脾，辅以白术使湿从小便而去，增强健脾除湿之功，为佐药。使以炙甘草甘温益气，调和诸药。

【按语】本方以饮食减少、疲倦无力、舌淡苔白、脉虚软乏力为辨证要点。本方所治为脾胃气虚之证，其病机是脾胃气虚，气血生化无源，运化无力。饮食劳损，损伤脾胃，脾虚不运，故胃中呆滞；气血生化不足，血不上荣于面，四肢肌肉无所禀受，故面色枯黄，四肢无力；清阳不升，浊阴不降，故食少便溏；脾为肺母，脾胃一虚，肺气先绝，故语声低弱，脉虚软无力。现代常用本方治疗急慢性胃炎、胃溃疡、胃窦炎、十二指肠球部溃疡、胃肠功能减退、消化不良、子宫肌瘤、崩漏、小儿低热、小儿鼻衄、慢性肝炎、荨麻疹、周期性麻痹、慢性胆囊炎、妊娠恶阻、乳糜尿等。若见气虚升提无力，加升麻、柴胡；血虚，加当归、熟地黄；阳虚，加附子、干姜；血瘀，加莪术、三棱；阴虚，加生地黄、麦冬；恶心呕吐，加陈皮、竹茹；胃脘痛，加延胡索、香附。

现代药理研究证实，本方具有调节胃肠功能、提高肝糖原、增加血细胞、增强免疫力、改善血液循环、调整内分泌、补充微量元素等多种作用。

【同名方】

1.《洪氏集验方》四君子丸　本方由砂仁、乌梅、陈皮、大枣、诃子组成。功能健胃消食。主治停积中脘，受食不化，呕吐恶心。

2.《素问病机气宜保命集》四君子汤　本方由人参、白术、黄芪、茯苓组成。功能益气健脾。主治中气虚弱，肺损而皮毛聚落。

【附方】加减四君子汤（《太平惠民和剂局方》）　由本方加藿香、扁豆、黄芪组成。功能健脾和胃。主治小儿不进乳食，吐泻不止。

薯蓣丸（又名大山芋丸）

【方源】《金匮要略》

【组成】薯蓣（山药）300克　当归100克　桂枝100克　神曲100克　干地黄100克　大豆黄卷100克　甘草280克　人参70克　川芎60克　白芍60克　白术60克　麦冬60克　杏仁60克　防风60克　柴胡50克　桔梗50克　茯苓50克　阿胶70克　干姜30克　白蔹20克　大枣100枚

【用法】上药共研细末，炼蜜为丸，每次吞服6～9克，日服1～2次，用酒或温开水送服。亦可用饮片作汤剂水煎服，各药剂量按常规用量酌减。

【功效】补益脾胃，生化气血，祛风除邪。

【方治】虚劳不足，头晕目眩，身重少气，羸瘦纳减，骨节烦痛，风气百疾，脉沉细无力。

【方解】方中重用薯蓣，又名山药，味甘性平，健脾胃，补虚损，《神农本草经》谓其"主伤中，补虚羸，除寒热邪气，补中，益气力，长肌肉，强阴"兼擅补虚祛风之长，故为本方君药；参、术、苓、草、大枣、干姜益气温阳，地、芍、归、芎、阿胶、麦冬养血滋阴，辅助薯蓣补虚益损，共为臣药；桂枝、柴胡、白蔹、防风升散走表，化风清热，大豆黄卷专泄水湿，杏仁、桔梗升降气机，神曲消食和胃，使诸补益之品补而不积，共为佐药；大枣、甘草调和诸药，为使药。全方补中寓散，用小量丸剂缓缓调匀。

【同名方】

1.《太平圣惠方》薯蓣丸 本方由干熟地黄、薯蓣（山药）、桂心、附子、人参、石斛、肉苁蓉、茯苓、鹿茸、菟丝子、磁石、天冬、钟乳粉组成。功能温益肾阳。主治肾气虚弱，肌体消瘦，腰弱乏力等症。

2.《外台秘要》薯蓣丸 本方由牛膝、薯蓣（山药）、菟丝子、泽泻、杜仲、赤石脂、干地黄、山茱萸、茯苓、巴戟天、石膏、白马茎、肉苁蓉、五味子、远志、柏子仁组成。功能健脾养心，补益肾气。主治五劳七伤，目眩惊惧等症。

【附方】无比薯蓣丸（《备急千金要方》） 本方由山药、菟丝子、炒杜仲、五味子、肉苁蓉、茯神、牛膝、巴戟天、山茱萸、干地黄、泽泻、赤石脂组成。功能健脾和胃，培元养肾。主治虚劳损伤，肌体羸瘦，腰酸膝软，饮食乏味，目昏耳鸣等。

乌鸡白凤丸（又名乌鸡丸、白凤丸）

【方源】《中药制剂手册》

【组成】净乌鸡640克 熟地黄250克 当归144克 白芍128克 川芎64克 人参128克 山药128克 黄芪32克 甘草32克 鹿角胶128克 鳖甲64克 鹿角霜48克 香附128克 丹参128克 天冬64克 芡实64克 桑螵蛸48克 煅牡蛎48克 银柴胡20克

【用法】上药研末，炼蜜为丸，每丸约重9克。每服1丸，日服2次，温开水送下。

【功效】益气养血，调经止带。

【主治】妇女体虚，月经不调，经行腹痛，崩漏带下，腰腿酸痛。

【方解】本方人参、山药、甘草、黄芪健脾补气，以辅气血之源；乌鸡、熟地黄、白芍、当归、川芎、天冬养血和血；鹿角胶、鹿角霜滋补肝肾；香附、丹参行气活血；芡实、桑螵蛸、牡蛎收敛固涩；鳖甲、银柴胡滋阴、去虚热。全方补益、和血、固涩，共奏养血益气、调经止带之功。

【按语】本方以气血亏损所引发的月经不调、身体羸弱、腰酸腿软、阴虚自汗、经行腹痛、舌淡苔薄、脉细弱为辨证要点。现代常用本方治疗月经不调、崩漏、带下、青春期无排卵性异常子宫出血、痛经、闭经、再生障碍性贫血、血小板减少症、慢性肝炎、前列腺增生、神经性耳鸣、尿频尿急、产后恶露不尽等。

妇女瘀滞痛经者禁用。

现代药理研究证实，本方有减慢心律、提高冠状动脉血流量、降低全血和血浆黏稠度、增加免疫力和性激素样功能。

【同名方】

1.《妇科玉尺》乌鸡丸　本方由生地黄、熟地黄、乌骨雄鸡、天冬、麦冬、杜仲、当归、川芎、白术、丹参、补骨脂、茯苓、人参、肉苁蓉、炙甘草、小茴香、砂仁、香附组成。功能补气养血，温肾调经。主治脾胃虚弱，冲任损伤，气血不足。症见月经不调，不孕等。

2.《寿世保元》乌鸡丸　本方由侧柏叶、海金沙、厚朴、白术、当归、川芎、白芍、熟地黄、羌活、防风、香附、人参、砂仁、甘草、乌骨雄鸡组成。功能理气调经，补气养血。主治妇女月经不调，小腹疼痛，白带淋漓，面色萎黄，头晕目眩，四肢无力等症。

【附方】乌鸡煎丸（《太平惠民和剂局方》）　本方由乌药、乌骨雄鸡、石床、牡丹皮、人参、白术、苍术、黄芪、海桐皮、肉桂、炮附子、白芍、莪术、炮川乌、红花、陈皮、延胡索、木香、琥珀、肉豆蔻、熟地黄、草果组成。功能活血止痛，补气养血。主治妇人胎前、产后诸症。

生脉散

【方源】《内外伤辨惑论》

【组成】人参 9 克　麦冬 12 克　五味子 6 克

【用法】水煎服。

【功效】益气生津，敛阴止汗。

【主治】
1. 暑热汗多，气阴两伤证。症见体倦气短，咽干口渴，脉虚细。
2. 久咳肺虚，呛咳少痰，气短自汗，口干舌燥，苔滑少津，脉数或虚细。

【方解】本方以人参大补元气，益肺生津，为君药。麦冬甘寒，养阴润肺，清心除烦，配人参则大生气津，为臣药。五味子酸涩，入肺肾，敛肺生津，收涩止汗，配麦冬以酸甘化阴，为佐使药。三药合用，补、清、敛俱全，益气生津，收阴止汗兼顾，使津液得生，肺气得补，其脉自复。

本方以补肺、养心、滋阴着力，而得益气、生津之功效。

【按语】本方所治为气阴两伤之证，以体倦气短、咽燥口渴、自汗、脉虚数或虚细为本方主症。久咳、呛咳少痰为次要症状。其病机属气阴不足。暑热内扰，腠理开泄，汗出过多，耗伤津液，故咽燥口渴，脉虚数；至于久咳不已，亦可耗伤肺之气津，故见呛咳少痰；壮火食气，肺气先伤，故体倦气短。治宜益气生津，敛阴止汗。现代常用本方治疗热病、各型休克、心律失常、复发性气胸、冠心病、心力衰竭、新生儿硬肿症、克山病、流行性乙型脑炎后期、原发性血小板减少性紫癜、衄血、传染性单核细胞增多症、糖尿病、视神经萎缩、病毒性心肌炎、肺结核、术后自主神经功能紊乱及预防高原低氧对心肺的损害等。若舌红、心动过速，加黄连；口渴嗜饮，加天花粉、芦根；心阳不振，加附子；汗多欲脱，加龙骨、牡蛎；久病大虚，用高丽参或吉林参；热病害阴，用西洋参或沙参，一般则用党参；心阴不足，加山茱萸、何首乌；胸闷心痛，加丹参、红花、瓜蒌。

本方有收敛作用，如外邪未去或暑病热盛，气津未伤者，均不宜使用本方。

现代药理研究证实，本方有强心、镇静、升压、改善微循环、抗凝血作用。

【附方】
1. 生脉补精汤（《类证治裁》） 本方由人参、五味子、麦冬、熟地黄、当归、鹿茸组成。功能益气生津，益血补肾。主治房劳精脱，突然昏厥。
2. 大生脉汤（《赤水玄珠》） 本方由人参、五味子、麦冬、天冬、黄柏、当归、牛膝、红花、生地黄、枸杞子组成。功能益气生津。主治肺热气虚，胫纵不束地。

当归补血汤

【方源】《内外伤辨惑论》
【组成】黄芪 30 克　当归 6 克
【用法】水煎服。

【功效】补气生血。

【主治】劳倦内伤，气弱血虚，阳浮外越。症见肌热面赤，烦渴引饮，脉洪大而虚，重按则微，以及女性月经过多、崩漏，产后血虚发热，或疮疡溃后，久不愈合。

【方解】有形之血出于无形之气，故方中重用黄芪甘温补气，以济生血之源，《本草备要》且谓其"泻阴火，解肌热"；辅以当归甘辛苦温，为补血之要品，补营之要药。黄芪剂量五倍于当归，取其阳生阴长，气旺而血自生之义。

【按语】本方以肌热面红、烦渴欲饮、脉大而虚、重按无力为辨证要点。现代常用本方治疗血小板减少性紫癜、白细胞减少症、闭经、崩漏、疮疡经久不愈、肩周炎、视网膜炎、血尿、咳喘、产后便秘、慢性口腔炎等。若见血虚甚，加熟地黄、枸杞子；气虚甚，加人参、白术；阴虚，加生地黄、麦冬；阳虚，加菟丝子、补骨脂；产后发热，加豆豉、葱白、生姜、大枣。

凡出血之证，或大便溏泄者，当归不可多用；阴虚生热者忌用本方。

现代药理研究证实，本方具有增强免疫作用，抑制丙种球蛋白和抗排斥作用。

【同名方】

1.《傅青主女科》当归补血汤　本方由黄芪、三七根、当归、桑叶组成。功能益气养血止血。主治年老血崩，房帏不慎。

2.《审视瑶函》当归养血汤　本方由生地黄、川芎、天冬、牛膝、白芍、炙甘草、白术、熟地黄、防风、当归组成。功能养血滋阴。主治衄血、便血，女子产后崩漏、失血过多，目涩、畏光、眼睫乏力，眉骨酸痛。

3.《万病回春》当归补血汤　本方由当归、生地黄、芍药、熟地黄、人参、白术、茯苓、陈皮、麦冬、甘草、辰砂、山栀子、乌梅、炒米、大枣组成。功能健脾安神，补血益气。主治失眠健忘，心悸怔忡，面色无华，神倦乏力，食欲不振。

【附方】

1. 当归二黄汤（《济阴纲目》）　由本方加麻黄根组成。功能益气养血止汗。主治胃气虚弱，服别药则呕吐不能入者；产后自汗、盗汗。

2. 四妙汤（《疡医大全》）　由本方加甘草，金银花组成。功能补气血，解毒生肌。主治疮疡溃后，余毒未消。

3. 当归黄芪汤（《济阴纲目》）　即本方加白芍组成。功能益气养血。主治产后失血过多，身热，腰痛，自汗。

归脾汤（制丸，名归脾丸、人参归脾丸）

【方源】《济生方》

【组成】白术 30 克　茯神 30 克　黄芪 30 克　龙眼肉 30 克　酸枣仁 30 克　人参 15 克　木香 15 克　炙甘草 8 克　当归 3 克　远志 3 克（当归、远志两味是从《校注妇人良方》补入的）

【用法】加生姜 6 克，红枣 3~5 枚，水煎服。或作蜜丸，每丸约重 15 克，空腹时服 1 丸，开水送下，日服 3 次。

【功效】益气补血，健脾养心。

【主治】心脾两虚，气血不足，症见心悸怔忡，健忘不眠，盗汗虚热，食少体倦，面色萎黄，舌质淡，苔薄白，脉细缓。脾不统血，症见便血，崩漏，月经超前、量多色淡，或淋漓不止，带下。

【方解】方中人参、黄芪甘微温，补脾养气，龙眼肉甘平，补心安神，益脾补血，共为君药。白术苦甘温，助参、芪补脾益气；酸枣仁、茯神甘平，助龙眼肉养心安神；当归甘辛苦温，滋养营血，与参、芪配伍，补血之力更甚，以上并为臣药。远志苦辛温，交通心肾，安神宁心；木香辛苦温，理气健脾，使诸益气养血之品补而不滞，共为佐药；生姜，大枣调和营卫，炙甘草甘温益气，调和诸药，共为使药。合而成方，养心与健脾并用，健脾不离补气，养心不离补血，气血充足则心神安而脾运健。本方多用益气补脾药，因为心血是由脾转输的精微所生，《灵枢·决气》说："中焦受气取汁，变化而赤，是谓血"，补脾气即所以养心血也。脾统血，脾气健旺则能统血摄血，血自归脾，故名为"归脾汤"。

【按语】本方以健忘失眠、心悸怔忡、面色苍黄、舌质淡、苔薄白、脉细弱为辨证要点。现代常用本方治疗神经衰弱、失眠、头晕、异常子宫出血、崩漏、血小板减少性紫癜、再生障碍性贫血、白细胞减少症、胃及十二指肠溃疡、脑外伤后遗症、特发性水肿、心脏病、椎管内麻醉后并发头痛头昏、脱发等。若血崩有寒者，加炮姜、艾叶、血余炭以温中止血；崩漏不止，症情较重，去当归、木香，加升麻、赤石脂以固涩升提；月经淋漓不止，加山茱萸、五味子以养肝收涩止血，严重失眠，加龙骨、磁石，重镇安神。

现代药理研究证实，本方对家兔肠管松弛、收缩减弱现象有改善作用，从而改善消化道症状，增进食欲。对家兔烫伤休克期的呼吸、血压、血糖均有一定的改善作用。

【附方】

1. 黑归脾丸(《全国中药成药处方集》) 由本方加熟地黄组成。功能健脾养心，补气养血。主治血虚发热，食少困倦，惊悸少眠。

2. 加味归脾汤(《校注妇人良方》) 由本方加山栀子、柴胡组成。功能清热泻火，益气补血。主治脾经郁火之月经量多。

益寿地仙丹

【方源】《丹溪心法》

【组成】菊花90克　枸杞子60克　巴戟天90克　肉苁蓉120克

【用法】上药共为末，炼蜜为丸，如梧桐子大，每服30丸，日服2～3次，空腹盐汤或温酒送服；亦可用饮片作汤剂水煎服，用量按原方比例酌减。

【功效】补益肝肾。

【主治】头晕、耳鸣、视物模糊。

【方解】方中巴戟天、肉苁蓉补肾壮阳，枸杞子滋补肝肾之阴，菊花清热明目。全方阴阳兼顾，肝肾共调。

【按语】本方以体虚头晕、视物模糊、耳鸣为辨证要点。现代常使用本方治疗脑动脉硬化症、颈椎综合症、低血压、老年体虚等所致眩晕症。若阴虚甚，加生地黄、麦冬；伴气虚，加黄芪、党参；阳虚者，加熟地黄、肉桂；项强者，加葛根；肩臂作痛者，加补骨脂、五加皮、威灵仙等。

【附方】壮本丹秘方(《兰室秘藏》) 由本方去菊花、枸杞子，加杜仲、破故纸、茴香、青盐、猪腰子组成。功能益肾强筋，补腰壮骨。主治肾虚腰痛，久致寒冷。

保真汤

【方源】《十药神书》

【组成】人参9克　黄芪9克　赤茯苓4.5克　甘草4.5克　当归9克　生地黄9克　陈皮4.5克　赤芍4.5克　白茯苓4.5克　厚朴4.5克　天冬3克　麦冬3克　白芍3克　知母3克　黄柏3克　五味子3克　柴胡3克　地骨皮3克　熟地黄3克　白术9克

【用法】加生姜3片、大枣5枚，水煎服。

【功效】益气健脾化湿，滋阴养血清热。

【主治】肺脾不足，症见精神困倦，食纳减少，脘腹胀闷，面色苍白，肌肤不充，身热虚汗，自汗盗汗。肾阴亏虚，症见骨蒸潮热，头目眩晕，耳鸣耳聋，腰膝酸软，睡眠欠安，记忆力减退，口干咽痛，五心烦热。气阴两伤，症见气短乏力，干咳少痰，痰中带血，月经量多，崩漏不止，遗精早泄，小便涩赤，低热绵绵，脉象虚细带数等。

【方解】方中人参、白术、黄芪、茯苓、甘草、厚朴、陈皮益气健脾，行气燥湿，以助运化；天冬、赤芍、白芍、麦冬、当归、熟地黄滋阴养血；赤茯苓、五味子安神定志；生地黄、知母、黄柏、地骨皮养阴清热；柴胡和解去热。全方配伍，有益气健脾，滋阴补血清热之效。

【按语】本方以精神倦息、胃纳减退、少气懒言、面色无光、脘腹胀闷，或虚烦不眠、自汗盗汗、骨蒸潮热、头晕目眩、耳鸣耳聋、记忆力差、脉细带数为辨证要点。现代常用本方治疗造血不良性贫血、肺结核、早衰、更年期综合征、儿童发育不良、男子性功能失调、功能性低热、发热性疾病后期、粒细胞缺乏症、血小板减少性紫癜、汗证、虚证、慢性肾炎、眩晕、失眠等。若淋浊，加萆薢、乌药、泽泻、猪苓；小便涩，加石韦、木通、萹蓄、赤茯苓；遗精，加龙骨、牡蛎、莲须、莲子心；惊悸，加茯神、远志、柏子仁、酸枣仁；燥热，加石膏、鳖甲、滑石、青蒿；盗汗，加牡蛎、浮小麦、黄芪、麻黄根。

凡属肝火上炎、湿邪壅阻、肝胆湿热、脾肾阳虚等证，不宜使用本方。

【同名方】《傅青主女科》保真汤　本方由黄芪、川芎、地骨皮、黄连、炒黄柏、人参、炒白术、麦冬、当归、白芍、知母、枸杞子、生地黄、炙甘草、天冬、五味子、大枣组成。功能补气益阴，清热去蒸。主治产后骨蒸。

四物汤

【方源】《太平惠民和剂局方》

【组成】当归10克　川芎8克　白芍12克　熟地黄12克

【用法】上药研粗末，水煎服，每服9克。现多用饮片作汤剂水煎服。

【功效】补血调经。

【主治】冲任虚损，月经不调，少腹疼痛，崩中漏下；血瘕块硬，时发疼痛；妊娠胎动不安，血下不止；产后恶露不下，结生瘕聚，少腹坚痛，时作寒热；面色萎黄，唇爪无华，舌质淡，脉弦细或细涩。

【方解】方中熟地黄甘微温，滋阴补血，为君药；当归甘辛甘温，补血养肝，和血调经，为臣药；白芍苦酸微寒，养血柔肝，和营止痛，为佐药；川芎辛温，活血理气，为使药。其中地、芍为血中之阴药，归、芎为血中之阳药，四药相合，可使补而不滞，营血调和。因此本方补血可用血虚之证，即血滞之证亦可用以和血，补中有散，散中有收，而为治疗血分疾病的基本方剂。

【按语】本方以面色苍黄、唇爪无光、舌质淡、脉弦细或细涩为辨证要点。现代常用本方治疗异常子宫出血、月经不调、黄体功能不全、宫外孕、盆腔炎、血小板减少性紫癜、产后发热、荨麻疹、慢性风疹、扁平疣、银屑病、酒糟鼻、老年皮肤瘙痒症、神经性头痛、风湿性关节炎、急慢性肾炎、血管神经性水肿、特发性血尿等。若以血虚为主，重用熟地黄、白芍、当归身，少佐川芎；血寒为主，经期腰腹疼痛，加炮姜、桂枝、吴茱萸、枳壳、香附、桑寄生、续断；以瘀血阻滞为主，重用川芎、当归尾、赤芍，少佐生地黄；妊娠胎漏，加酒炒艾叶、阿胶；血瘀不行，加桃仁、红花、丹参；血虚而胃纳差者，加木香、砂仁、陈皮；血虚而有郁热，加牡丹皮、黄芩；气虚而不固血，加党参、黄芪、白术。

现代药理研究证实，本方具有抑制体液免疫、促进细胞免疫、抑制变态反应性炎症、促进网织红细胞成熟等作用。

【附方】

1. 荆芩四物汤(《济阴纲目》) 由本方加黄芩、荆芥穗、香附组成。功能和血调经。主治崩漏初起，腹部隐痛，色紫结块，唇红口渴。

2. 芩连四物汤(《沈氏尊生书》) 由本方加黄连、黄芩、麦冬组成。功能清热养血安胎。主治咳嗽声嘶。

3. 芩连四物汤(《医宗金鉴》) 由本方加黄连、黄芩组成。功能养血清热。主治血热实证之月经先期、月经量多等。

4. 姜附四物汤(《医垒元戎》) 由本方加附子、干姜组成。功能温经散寒，养血止痛。主治冲任虚冷，症见腹痛，痛经。

5. 知柏四物汤(《症因脉治》) 由四物汤加黄柏、知母组成。功能养阴降火，调经益血。主治阴虚火盛，月经量多，色鲜赤等。

6. 八物汤(《济阴纲目》) 由本方加延胡索、炒木香、川楝子、槟榔组成。功能理气活血。主治经行肢体肿胀，脘闷胀，多叹息等。

7. 解毒四物汤(《沈氏尊生书》) 由本方加黄连、黄芩、黄柏、栀子组成。功能清热化瘀解毒。主治外感邪热化火成毒，症见经量多、经色黯红、臭秽，发热恶寒，少腹硬痛拒按。

8. 荆防四物汤(《医宗金鉴》) 由本方加荆芥、防风组成。功能养血祛风。主治产后恶寒头痛、发热，肢体疼痛，无汗。

人参养荣汤

【方源】《太平惠民和剂局方》
【组成】白芍 90 克　当归 30 克　陈皮 30 克　黄芪 30 克　桂心 30 克　人参 30 克　白术 30 克　炙甘草 30 克　熟地黄 20 克　五味子 20 克　茯苓 20 克　远志 15 克
【用法】上药研成末，每服 12 克，加生姜 3 片，大枣 2 枚，水煎服。亦可用饮片作汤剂水煎服，用量按原方比例酌情增减。丸剂，每服 9 克，日服 2～3 次，温开水送服。
【功效】益气补血，养心安神。
【主治】气血不足，心脾两虚。症见形体瘦削，惊悸怔忡，饮食无味，或四肢沉滞，骨肉酸疼，腰背强痛，行动喘咳，或小便拘急，咽干唇燥，舌淡苔薄白，脉细弱无力。
【方解】方中人参、白术、黄芪、茯苓、炙甘草健脾补气；桂心温补阳气，鼓舞气血生长；当归、熟地黄、白芍滋补心肝；五味子酸温，既可敛肺滋肾，又可宁心安神；陈皮理气健脾，调中利膈；远志安神定志；姜、枣助参、术入气分以调和脾胃，全方有益气补血、养心安神之效。
【按语】本方以夜寐不定、惊悸健忘、舌淡、脉虚弱为辨证要点。现代常用本方治疗失眠、贫血、慢性骨髓炎、溃疡久不收敛、低血压、小儿多动症、厌食症、智力偏低、慢性肝炎、脱发、血枯经闭、产后体虚等。若营血损伤过甚，酌减桂心剂量或不用；脾虚湿甚，去熟地黄，或加砂仁、白豆蔻；治脱发，去远志、陈皮，加麻黄根；遗精、便泄，加龙骨。
【同名方】
1.《寿世保元》人参养荣汤　本方由人参、茯苓、白术、熟地黄、白芍、当归身、川芎、五味子、麦冬、陈皮、黄柏、远志组成。功能益气养血，滋阴清降。主治外感病后，气血不足，余毒未尽等。

2.《温疫论补注》人参养荣汤　本方由人参、地黄、五味子、当归身、白芍、陈皮、甘草、麦冬、知母组成。功能益气滋阴，滋润辟邪。主治下后伤阴，气血两亏等。

3.《普济方》人参养荣汤　本方由人参、茯神、生地黄、五味子、甘草、远志、麦冬、石莲肉、山药组成。功能益气养阴，宁志安神。主治心脾阴虚，心神不宁，夜寐多梦等。

4.《痘疹传心录》人参养荣汤　本方由人参、黄芪、白术、甘草、白芍、当归、陈皮、远志、桂心、五味子、麦冬、升麻组成。功能养阴宣肺，益气补血。主治痘疮已溃，不能收敛，肌肉羸瘦，困倦无力等症。

肾气丸（又名《金匮》肾气丸、崔氏八味丸）

【方源】《金匮要略》

【组成】干地黄240克　薯蓣（即山药）120克　山茱萸120克　泽泻90克　茯苓90克　牡丹皮90克　桂枝30克　附子30克

【用法】上药共研细末，炼蜜为丸，每丸重15克，早、晚各服1丸，开水送下。亦可用饮片作汤剂，水煎服，用量按原方比例酌情增减。

【功效】温补肾阳。

【主治】肾阳不足。症见腰痛脚软，下半身常有冷感，少腹拘急，小便不利或小便反多，尺脉沉细，舌质淡而胖，苔薄白不燥，以及脚气、痰饮、消渴、转胞等。

【方解】方中干地黄滋补肾阴，山药、山茱萸滋补肝脾，辅助滋补肾中之阴；并以少量桂枝、附子温补肾中之阳，意在微微生长少火以生肾气。牡丹皮清泻肝火，茯苓、泽泻利水渗湿，与温补肾阳药相合，补中寓泻，使补而不腻。

【按语】本方以腰膝酸软、下身发冷、小便不利或小便过多、尿色清淡、舌淡胖苔白、尺脉沉细为辨证要点。现代常用本方治疗慢性肾炎、尿路感染、糖尿病、高血压、低血压、前列腺肥大、遗尿、神经衰弱、慢性支气管炎、支气管哮喘、肺气肿、自发性气胸、白内障、更年期综合征、胃及十二指肠溃疡、异常子宫出血、席汉综合征、不孕症、骨质增生症、荨麻疹、复发性口疮、尿潴留、精子缺乏症等。如见小便过多，加五味子；阳痿，加巴戟天、锁阳；小便频数而色淡白，加鹿茸、补骨脂；性交不射精，加枸杞子、肉苁蓉；骨质增生、疼痛明显，加乳香、没药；前列腺肥大引起的尿癃闭，加黄芪、通关散；自发性气胸引起的短气喘促，加蛤蚧、五味子、磁石；小便不禁，加益智仁、桑螵蛸；夜寐不安、健忘耳鸣者，加党参、酸枣仁；眩晕，加牡蛎、龙骨、墨旱莲；消渴，加天花粉、天冬、麦冬、生黄芪。

腰酸腰痛，小便过多或不利，尿色红赤，口干烦热，舌红脉细数，均不宜使用本方。

现代药理研究证实，本方具有抗衰老、预防白内障、降血糖增强免疫力等多种作用。

【同名方】

1.《脉因症治》肾气丸　由熟地黄、五味子、苍术、川芎、枣肉组成。功能益肾健脾。主治脾肾不足，房室亏损。

2.《备急千金要方》肾气丸　有两方：方一由干地黄、山药、茯苓、泽泻、牡丹皮、桂心、半夏组成。功能补肾助阳。主治肾气不足，形体消瘦，少气，耳聋目䀮。方二由干地黄、茯苓、玄参、山药、山茱萸、泽泻、桂心、附子、芍药组成。功能益肾温阳。主治肾虚劳损。

【附方】

1. 桂附地黄丸（《太平惠民和剂局方》）　一名附桂八味丸，由本方桂枝改用肉桂而成。功能温益肾阳。主治肾阳亏虚。

2. 加减肾气丸（《济生方》）　由本方去附子，加沉香、鹿角、五味子组成。功能益肾填精。主治肾水不足，心火上炎。症见口舌焦干，精神恍惚，多渴而利，面赤心烦，腰痛脚弱，肢体羸弱，不能站立。

3. 七味地黄丸（《疡医大全》）　即本方去桂枝、附子，加肉桂组成。功能滋阴补肾。主治肾水不足，虚火上炎。症见发热干渴，口舌生疮，牙龈溃烂，咽喉作痛或寐中发热，形体憔悴。

地黄饮子

【方源】《黄帝素问宣明论方》

【组成】熟干地黄　巴戟天　山茱萸　石斛　肉苁蓉　附子　五味子　官桂　白茯苓　麦冬　菖蒲　远志各等分

【用法】上药共研细末，每服9克，加生姜、大枣、薄荷适量，水煎服。也可作汤剂水煎服，各药用量按常规剂量酌定。

【功效】滋肾阴，补肾阳，开窍化痰。

【主治】喑痱症，舌强不能言，足废不能用，口干不欲饮，脉沉细弱。

【方解】方中熟地黄滋补肾阴，为君药；山茱萸温肝固精，强阴助阳，肉苁蓉、巴戟天补肾壮阳，附子、肉桂温肾助阳，引火归元，以上共为臣药。君臣相协，足以温养下元，摄纳浮阳。石斛、麦冬、五味子滋阴敛液，使阴阳相交，以济于平，又足以制桂、附之温燥；心火暴甚，肾水虚衰，水泛为痰，堵塞窍道，故用菖蒲、远志、茯苓交通心肾，开窍化痰，以上共为佐药。少量薄荷收其不尽之邪，使风无留着，生姜、大枣和其营卫，扶正可以祛邪，共为使药。综观全方，上下并治，标本兼顾，而以治下治本为主。诸药合用，补而不留邪，温而不刚燥，共奏滋肾阴，补肾阳，开窍化痰之功，使下元得以温养，浮阳得以摄纳，心肾交通，窍开痰化，喑痱自愈。本方以地黄为君药，药无过煎，数滚即服，不计时候，取其轻清之气，易为升降，迅达经络，流走四肢百骸，以交阴阳，故名之曰"地黄饮子"。

【按语】本方以足废不能行、舌强不能言、神形俱疲、腰膝酸软、脉沉细弱为辨证要点。现代常用于治疗脑血管意外、脑动脉硬化症、乙脑后遗症、小脑共济失调症、脊髓空洞症、帕金森病、脊髓结核、神经衰弱、高血压等。如兼有气虚者，加黄芪、党参；夹有瘀血者，加丹参、牛膝、川芎、赤芍。足废偏于肾阴虚而骨节烦热者，则加桑枝、鳖甲、地骨皮；偏于肾阳虚而兼腰膝冷感者，加仙茅、淫羊藿；若只见足废不用之症，可去远志、菖蒲、薄荷等开窍宣通之药；如纯属阴虚而痰火盛者，去温燥的肉桂、附子，加竹沥、贝母、胆星、天竺黄。

本方的特长是温而不燥，然毕竟偏于温补，故肝阳偏亢者，不宜使用本方。

【同名方】

1.《丹溪心法》地黄饮子　由炙甘草、生地黄、人参、熟地黄、黄芪、天冬、麦冬、石斛、泽泻、炙枇杷叶组成。功能清热滋阴。主治咽干消渴，面赤烦躁。

2.《外台秘要》地黄饮子　由生地黄汁、生麦冬、芦根、人参、白蜜、橘皮、生姜组成。功能清热和胃。主治心胃虚热，呕吐不食，食则烦燥。

第四章 和解方

凡是通过和解、调和的方法，以解除病邪的方剂称为和解方。和解方常用于治疗少阳病或肝脾不和、肠胃不和者，具有和解少阳、调和肝脾、调和肠胃等作用。属于"八法"中的"和法"。

《伤寒明理论》说："伤寒邪在表者，必渍形以为汗；邪气在里者，必荡涤以为利，其于不内不外，半表半里，既非发汗之所宜，又非吐下之所对，是当和解则可矣。"可见和解方主要是对少阳胆经疾病而设，因少阳位于半表半里，既不宜发汗，又不宜吐下，惟有和解一法，最为适当。然胆附于肝，互为表里，胆经发病可影响及肝，肝经发病也可影响及胆，且肝胆疾病又可累及脾胃，导致肝脾不和；若中气虚弱，寒热夹杂，又可导致肠胃不和。故和解方除和解少阳以治寒热往来外，还包括调和肝脾以治肝郁脾虚，调和肠胃以治寒热相搏。

凡邪在肌表，未入少阳，或邪全入里，阳明热盛者，皆不宜使用和解剂。若饮食失调，劳倦内伤，气虚血少，症见恶寒发热者，均非和解方之所宜。

小柴胡汤

【方源】《伤寒论》

【组成】柴胡 12 克　黄芩 9 克　人参 9 克　炙甘草 6 克　生姜 9 克　大枣 4 枚　半夏 9 克

【用法】原方七味，以水一斗二升，煮取六升，去滓，再煎，取三升，温服一升，日三服。现代用法：水煎服。

【功效】和解少阳。

【主治】

1. 伤寒少阳病，往来寒热，胸胁苦满，嘿嘿不欲饮食，心烦喜呕，口苦，咽干，目眩，舌苔薄白，脉弦。

2. 妇人中风，热入血室，经水适断，寒热发作有时。以及疟疾、黄疸等杂病见少阳证。

【方解】本方为和解少阳之主方。方中柴胡苦平，入肝胆经，能透泄少阳之邪从外而散，并能疏泄气机郁滞，故为君药。黄芩苦寒，助柴胡以清少阳邪热，柴胡升散，得黄芩降泄，则无升阳劫阴之弊，故为臣药。胆气犯胃，胃失和降，故佐以半夏、生姜降逆和胃，蠲饮止呕，人参、大枣扶助正气，使正气旺盛，则邪无内向之机，可以直从外解。炙甘草助参、枣扶正，且能调和诸药，为使药。本方立法，以和解少阳为主，柯韵伯称其为"少阳枢机之剂，和解表里之总方"，故列于诸和解方之首。

【按语】本方以往来寒热、不思饮食、心烦喜呕、胸胁苦满、口苦咽干、脉弦为辨证要点，只要抓住其中一二个主症便可对症使用，不必诸症悉俱。现代常用本方治疗感冒、肠伤寒、扁桃体炎、败血症、支气管炎、疟疾、胸膜炎、肝炎、胆汁返流性胃炎、肝硬化、胆道感染、泌尿系统感染、胰腺炎、肋间神经痛、神经官能症、抑郁症、产后感染、妊娠恶阻、小儿厌食等诸多疾病。治风寒正疟，加酒炒常山、草果。妇人热入血室，热伤阴血，加牡丹皮、生地黄；瘀血内结、小腹满痛，去参、甘、枣，加归尾、延胡索、桃仁；兼寒者，加肉桂；气滞者，加郁金、香附。若胸中烦而不呕，去半夏、人参，加瓜蒌实；腹中痛，去黄芩，加芍药；口渴，去半夏，加大人参用量，并加天花粉；胁下痞硬，去大枣，加牡蛎；心下悸、小便不利，去黄芩，加茯苓；不渴且外有微热，去人参，加桂枝；咳嗽，去人参、生姜、大枣，加五味子、干姜。外感病邪在表或已入里，一般不宜使用本方。如需使用，则应酌情加减。

现代药理研究证明，本方具有抗炎、保肝、利胆、解热、抗癫痫、免疫调节、调整胃肠功能、抗癌、改善动脉硬化等诸多作用。

【同名方】

1.《医贯》小柴胡汤　由柴胡、甘草、黄芩组成，功能和解少阳，主治少阳胆经之耳聋、胁痛、寒热往来、口苦咽干。

2.《济生拔粹》小柴胡汤　由柴胡、黄芩、白芍、五味子、制半夏、人参、生姜、桑白皮组成。功能宣肺化痰，和解少阳。主治肺伤咳嗽气促。

3.《医学心语》小柴胡汤　由本方加赤芍组成，功能和解少阳，主治少阳经病。

【附方】

1. 柴胡枳桔汤（《重订通俗伤寒论》）　本方去人参、大枣、甘草，加枳壳、陈皮、桔梗、雨前茶组成。功能和解透表，畅利胸膈。主治少阳经病偏于半表证，两头角痛，往来寒热，耳聋目眩，胸胁满痛，舌苔白滑，右脉弦滑，左脉弦而浮大。

2. 柴胡枳桔汤（《张氏医通》）　本方加桔梗、枳壳组成。功能和解少阳，消痞散结。主治少阳病寒热往来，兼有胸脘痞满者。

3. 柴胡加芒硝汤（《伤寒论》）　本方加芒硝组成。功能和解少阳，兼以去实泻热。主治少阳病兼里实证，大便燥结，或潮热，下利不通。

4.清胆行气汤（《中西医结合治疗急腹症》） 由柴胡、半夏、黄芩、枳壳、郁金、香附、延胡索、杭白芍、木香、生大黄组成。功能疏肝理气，缓急止痛。主治右胁绞痛或窜痛、头晕、纳少、口苦咽干、舌尖微红、苔薄、脉弦紧，如单纯性胆囊炎和胆绞痛。

5.柴胡陷胸汤（《通俗伤寒论》） 本方去人参、大枣、甘草，加枳壳、瓜蒌、桔梗、黄连组成。功能清热化痰，宽胸开膈，和解少阳。主治胸膈痞满，按之则痛，口苦苔黄，脉弦而数。

逍遥散（制丸，名逍遥丸）

【方源】《太平惠民和剂局方》
【组成】柴胡9克　当归9克　白芍9克　白术9克　茯苓9克　炙甘草4.5克
【用法】上为粗末，每服6~9克，加煨生姜、薄荷少许，煎汤温服。亦可作汤剂水煎服。丸剂每服6~9克，日服2次。
【功效】疏肝解郁，养血健脾。
【主治】肝郁血虚。症见两胁作痛，头痛目眩，口燥咽干，神疲食少，或见往来寒热，或月经不调，乳房作胀，脉弦而虚者。
【方解】本方中柴胡疏肝解郁，使肝木得以条达，为君药；当归甘辛苦温，补血和血，且芬香入脾，足以舒展脾气，白芍酸苦微寒，敛阴益脾，养血柔肝，归、芍并用，使血和则肝和，血充则肝柔，共为臣药；木旺则土衰，肝病易传脾，故以茯苓、白术、甘草健脾益气，实土以御木侮，共为佐药；薄荷少许，疏泄肝经郁热，疏其郁遏之气，煨姜温胃和中，又能辛散解郁，亦为佐药。柴胡引药入肝，甘草调和药性，二者又兼为使药。诸药配伍，深合《素问·藏气法时论》中"肝苦急，急食甘以缓之""脾欲缓，急食甘以缓之""肝欲散，急食辛以散之"之旨，务使血虚得养，脾虚得复，肝郁得疏，自然诸症自消，气血顺畅，故方以"逍遥"名之。
【按语】本方为调和肝脾的要方，脾统血，肝藏血，与月经有直接关系，故又为妇科调经的常见方剂之一。凡属肝郁血虚脾弱者，均可使用本方治疗。肝郁多因情志不遂所致，治疗郁证，须嘱患者心情保持达观，方能见效。否则，药"逍遥"而人不逍遥，终无济于事也。慢性无黄疸型肝炎、乳房小叶增生、神经官能症等病症，辨证属肝郁血虚脾弱者，可以酌情用本方加减治疗。
【同名方】《外科正宗》逍遥散　本方去生姜，加牡丹皮、香附、黄芩组成。有寒者加大枣、生姜。功能养血清热，疏肝解郁。主治妇人血虚，五心烦热，头重目昏，肢体疼痛，心忡颊赤，口干咽燥，发热盗汗，食少嗜卧；血热相搏，月水不调，脐腹作痛，寒热如疟；室女血弱，荣卫不协，潮热，肌体羸弱，渐成骨蒸。

【附方】

1. 清肝达郁汤（《重订通俗伤寒论》）　由栀子、菊花、白芍、当归、橘白、柴胡、薄荷、炙甘草、牡丹皮、鲜橘叶组成。功能清肝泄火，散郁宣气。主治肝郁不伸，胸满胁痛，或腹满而痛，甚则欲泻不能，即泻亦不通。

2. 黑逍遥散（《医略六书》）　本方加生地黄或熟地黄组成。功能养血调经，疏肝健脾。主治脉弦虚，肝脾血虚，临经腹痛。

3. 扶脾舒肝汤（《中医治法与方剂》）　本方去甘草、当归，加泡参、炒蒲黄、焦艾、血余炭组成。功能疏肝健脾止血。主治郁怒伤肝，暴崩下血，或淋漓不止，色紫兼有血块；少腹满连及胸胁，神疲气短，食少不消。

4. 舒郁清肝汤（《中医治法与方剂》）　本方去茯苓，加香附、郁金、山栀子、黄芩、牡丹皮组成。功能清肝解郁。主治胀郁兼热，经前胁腹胀痛，性急易怒，头晕，口苦舌干，月经色红且量多，或有块状，舌红苔黄，脉弦数。

5. 舒郁清肝饮（《中医治法与方剂》）　本方去甘草、当归，加生地黄、山栀子、益母草。功能清热疏肝，止血安胎。主治妊娠经血时下，口苦咽干胸胁胀痛，心烦不眠，手足心发热，舌红苔微黄，脉弦数而滑。

痛泻要方（又名白术芍药散）

【方源】《景岳全书》

【组成】白术 90 克　白芍 60 克　陈皮 45 克　防风 60 克

【用法】或煎，或丸，或散皆可用。现代参照原方比例，酌定用量，作汤剂煎服。

【功效】补脾柔肝。

【主治】脾虚肝郁。症见肠鸣腹痛，大便泄泻，泻后仍腹痛，舌苔薄白，脉两关不调，弦而缓。

【方解】本方中白术燥湿健脾，陈皮理气醒脾，白芍养血柔肝，防风散肝舒脾。四药配伍，既可以补脾土而泻肝木，又可以调气机以止痛泻。

【按语】主要用于治疗脾虚肝郁之泄泻。临床应用以每因情绪影响而腹痛泄泻，泻后痛不止，为其辨证要点。

若见腹痛较甚，可倍白芍，加甘草、木香；大便如水样，加茯苓、车前子；证属虚寒，加附子、炮姜；大便中夹有未完全消化的食物，加山楂、神曲。久泻者，加炒升麻。

现代药理研究证实，本方能缓和肠道蠕动，解痉止痛，并有抗菌作用，故可用于急性腹泻。本方尚有促进消化、增进食欲、排除胃肠道积气的作用，从而改善患者的全身状况，故又可用于慢性腹泻。

【附方】二术煎（《景岳全书》）　本方去防风，加苍术、茯苓、炙甘草、厚朴、干姜、木香、泽泻组成。功能行气除湿，补脾泻肝。主治肝强脾弱，湿泄，气泄。

芍药甘草汤

【方源】《伤寒论》
【组成】芍药 12 克　炙甘草 12 克
【用法】水煎服。
【功效】调和肝脾，缓急止痛。
【主治】腿脚挛急，或四肢挛急，或脘腹疼痛。
【方解】本方中芍药酸苦微寒，养血益阴，柔肝止痛；炙甘草甘温，补中缓急。二药共用，共奏酸甘化阴，调和肝脾，缓急止痛之功。

【按语】本方以疼痛、挛急为辨证要点。现代常用于治疗腓肠肌痉挛、面肌痉挛、出血热后期下肢挛急、胃扭转、胃痉挛、腹痛、肾绞痛、胆绞痛、肋间神经痛、坐骨神经痛、三叉神经痛、偏头痛、足跟痛、腰腿痛、消化性溃疡、呃逆、便秘、慢性胃炎、细菌性痢疾、急性胰腺炎、胆道蛔虫症、慢性结肠炎、泌尿系结石、哮喘、百日咳、糖尿病、肌强直、骨质增生症、颈椎病、帕金森病、痛经、妊娠腹痛、不孕症等诸多疾病。若腓肠肌痉挛，加木瓜、桂枝、牛膝；面肌痉挛，加葛根、蝉蜕；三叉神经痛，加酸枣仁、木瓜；腰腿痛，加地龙、牛膝、当归、杜仲；脘腹疼痛，加延胡索、川楝子；泌尿系结石，加冬葵子、车前子、滑石。痛经属气滞血瘀者，加赤芍；寒凝血滞者，则加肉桂。

现代药理分析证实，本方具有松弛平滑肌、镇静、镇痛、抗炎、阻断神经肌肉的作用；并有解毒、抗诱变以及对化学致癌剂所致肝癌有一定治疗作用；能使高睾酮血症的血清睾酮值降低，对促进排卵也有一定作用。

【附方】
1. 乌芍散（《古今名方发微》）　本方加乌贼骨组成。功能制酸止痛。主治胃及十二指肠溃疡，见胃痛、吐酸，亦治慢性胃炎。

2. 白术芍药汤(《成方切用》) 本方加白术组成。功能健脾除湿，缓急止痛。主治脾湿水泻，身重困弱，腹痛剧。

3. 芍药甘草附子汤(《伤寒论》) 本方加附子组成。功能扶阳益阴。主治阴阳两虚，脚挛急，恶寒肢冷，脉微细。

4. 乌贝散(《中医历代名方集成》) 由象贝母、乌贼骨组成，共研为细末，喷入芳香剂，如桂皮油、丁香油等。功能抑酸止痛。主治胃脘部疼痛，时作时止，反复发作，并伴有嗳气、恶心、泛酸、呕吐，或有呕血、黑便等症状。

蒿芩清胆汤

【方源】《重订通俗伤寒论》

【组成】青蒿6克　竹茹9克　半夏5克　赤茯苓9克　黄芩6克　枳壳5克　陈皮5克　碧玉散(包)9克

【用法】水煎服。

【功效】清胆利湿，和胃化痰。

【主治】少阳湿热痰浊证。寒热如疟，寒轻热重，口苦胸闷，吐酸苦水，或呕黄涎而黏，甚则干呕呃逆，胸胁胀疼，舌红苔白，间现杂色，脉数而右滑左弦。

【方解】本方用苦寒芳香之青蒿，清透少阳邪热；黄芩苦寒，清泄胆府邪热，共为君药。半夏、竹茹化痰清热，枳壳、陈皮宽胸畅膈，和胃降逆，合为臣药。赤茯苓、碧玉散清利湿热，导邪从小便而出，为使药。诸药配伍，使少阳邪热得清，胃中逆气得平，痰得以化湿得以除，气机宣畅，则诸症自消。

【按语】本方以寒热如疟、口苦胸闷、寒轻热重、舌红苔白为辨证要点。现代常用于治疗疟疾、钩端螺旋体病、胆囊炎、慢性胰腺炎、小儿夏季热、大叶性肺炎、急性胃炎、尿路感染、高热等。如呕吐多，加黄连、紫苏叶；湿重，加白蔻仁、草果；肢体酸疼，加桑枝、丝瓜络、薏苡仁；湿热发黄，加栀子、茵陈；眩晕，加白芍、代赭石、蔓荆子；耳鸣、耳聋，加石菖蒲、菊花、钩藤、泽泻；心慌、失眠，加琥珀、瓜蒌、黄连；小便频数，加栀子、木通。

四逆散

【方源】《伤寒论》

【组成】炙甘草　枳实　柴胡　芍药（各等分）

【用法】原方四味，各十分，捣筛，白饮和，服方寸匕，日三服。现代用法：水煎服。

【功效】透解郁热，疏肝理脾。

【主治】阳气内郁。症见四肢厥逆，或脘腹疼痛，或泄利下重，脉弦。

【方解】本方中柴胡疏肝解郁，通透郁热，为君药。臣以芍药和营止痛，养血柔肝，柴胡得芍药，一散一收，则无升散太过耗劫肝阴之弊。枳实为佐，宽中下气。甘草调和诸药，为使药。且柴胡与枳实并用，一升一降，加强疏肝理气之功；芍药与甘草并用，善能调和肝脾，缓急止痛。合而成方，共成透解郁热，疏肝理脾之剂。原方作散剂，主治"四逆"，故名为"四逆散"。

【按语】

1. 本方乃疏肝理脾之平剂，临床应用上，凡肝郁而见四肢不温，肝脾不和所致的脘腹胁肋疼痛及泄利下重，均可用本方治疗。

2. 原书加减法："咳者，加五味子、干姜各五分，并主下利；悸者，加桂枝五分；小便不利者，加茯苓五分；腹中痛者，加附子一枚，炮令坼；泄利下重者，先以水五升，煮薤白三升，煮取三升，去滓，以散三方寸匕内汤中，煮取一升半，分温再服。"

3. 两胁胀痛或少腹胀痛，嗳气则舒，脉弦有力者，可用本方加香附、郁金、川楝子、延胡索以增强疏肝理气之效；兼食滞者，可加大麦芽、神曲以消食导滞；夹瘀者，可加当归、川芎、丹参、失笑散以活血化瘀；兼发黄者，可加茵陈、金钱草以利湿退黄。

【附方】

1. 丹柏四逆散（《中医治法与方剂》）　本方加黄柏、牡丹皮组成。功能清热疏肝，解痉散瘀。主治急性阑尾炎。

2. 解怒补肝汤（《辨证录》）　由白芍、泽泻、当归、柴胡、荆芥、甘草、枳壳、天花粉、牡丹皮组成。功能解郁疏肝理脾。主治怒极伤肝，轻则飧泄，重则呕血。

3. 枳实芍药散（《金匮要略》）　由枳实、芍药组成，二味杵为散，以麦粥送下。功能行气和血。主治产后腹痛，烦满不能卧者，并主痈肿。

半夏泻心汤

【方源】《伤寒论》

【组成】半夏9克　黄芩6克　干姜6克　人参6克　炙甘草6克　黄连3克　大枣4枚

【用法】水煎服。

【功效】和胃降逆，开结除痞。

【主治】心下痞硬，但满而不痛，或呕吐，肠鸣下利，舌苔腻而微黄。

【方解】本方重用半夏，因其辛温，能够消痞散结，降逆止呕，从而消除痞满呕逆，故为君药。臣以干姜辛温散寒，黄连、黄芩苦寒泄热，夏、姜、芩、连苦辛并用，既通且降，足以开结散痞。佐以大枣、人参甘温益气，以补其虚。使以甘草补胃气而调诸药。本方寒热互用以和其阴阳，补泻兼施以调其虚实，苦辛并进以调其升降。务使中焦得知，升降恢复，则心下痞满、呕吐下利诸症自愈。本方以半夏为君药，有解除心下痞满之效，故称为半夏泻心汤。

【按语】本方以心下痞满、呕吐、下利、舌苔薄黄而腻为辨证要点。现代常用于治疗慢性胃炎、消化性溃疡、上消化道出血、十二指肠壅积症、胃神经官能症、贲门痉挛、呕吐、顽固性呃逆、腹胀、急性肠炎、慢性结肠炎、痢疾、慢性肝炎、早期肝硬化、妊娠恶阻、小儿久泻、口腔溃疡、梅尼埃病等。若体质壮实，可去党参、干姜；胃痛，加川楝子、延胡索、丹参；反酸，加乌贼骨、煅瓦楞；嗳气，加旋覆花、代赭石；柏油样便，加白及、云南白药；呕吐频作，加生姜、竹茹。

【附方】

1. 人参泻心汤（《温病条辨》）　由人参、黄连、干姜、黄芩、枳实、生白芍组成。功能清热化湿，辛通苦降，益气滋阴。主治湿热，上焦未清，神识如蒙，里虚内陷，舌滑脉缓。

2. 半夏泻心汤去人参干姜甘草大枣加枳实生姜方（《温病条辨》）　由半夏、黄连、枳实、黄芩、生姜组成。功能清热除湿，和胃降逆。主治阳明湿温，呕甚而痞。

3. 半夏泻心汤去干姜甘草加枳实杏仁方（《温病条辨》）　由半夏、黄连、枳实、黄芩、杏仁组成。功能清热除湿，散结消痞。主治阳明暑温，脉滑数，浊痰凝聚，不食不饥不便，心下痞。

4. 加减半夏泻心汤（《广温热论》），由姜半夏、黄芩、川连、滑石、通草、竹沥、姜汁组成。功能清热化湿，化痰通窍。主治气分湿热，内蒙包络清窍，神烦昏谵，舌苔腻。

5.加减泻心汤(《温病条辨》),由川连、干姜、黄芩、金银花、楂炭、白芍、木香汁组成。功能清热解毒,调气行血。主治噤口痢,干呕腹痛,里急后重,积不下爽,左脉细数,右手脉弦。

达原饮

【方源】《温疫论》
【组成】槟榔6克　厚朴3克　草果1.5克　知母3克　芍药3克　黄芩3克　甘草1.5克
【用法】水煎服。
【功效】开达膜原,辟秽化浊。
【主治】温疫或疟疾,邪伏膜原。憎寒壮热,或一日三次,或一日一次,发无定时,胸闷呕恶,头痛烦躁,脉弦数,舌苔垢腻。
【方解】本方用厚朴芳香化浊,除湿理气;草果辛香化浊,辟秽止呕,宣透伏邪;槟榔辛散湿邪,化痰散结,使邪速溃,三味辛烈,可直达膜原,逐邪外出,共为君药;凡瘟热疫毒之邪,最易化火伤阴,故用白芍、黄芩、知母为佐药,解毒泻火,清热养阴,并可防止诸辛燥药之耗散伤阴;配以甘草为使药,既助清热解毒,又能调和诸药。诸药合用,共奏开达膜原,清热解毒,辟秽化浊之功,可使秽浊得化,阴液得复,热毒得清,病邪得解,故推为瘟疫初起,或疟疾邪伏膜之首要之剂。
【按语】本方以憎寒壮热、舌红苔垢腻如积粉为辨证要点。现代常用于治疗疟疾、流行性感冒、高热、淋证、布鲁菌病、湿热痢、小儿病毒性肠炎、黄疸型肝炎、失眠等病症。如流行性感冒,症见胸脘痞闷,肢体疲倦,舌苔浊腻,去知母、白芍,加佩兰、茵陈;寒少热多,时久不退,午后尤甚,去槟榔,加白薇、黑栀子。治疗疟疾,加柴胡、常山。如胁痛耳聋、寒热、口苦呕吐,加柴胡;腰背项痛,加羌活;目痛、眼眶痛、眉棱骨痛、鼻干不眠,则加葛根。
【同名方】《伤寒绪论》达原饮　本方加生姜、大枣组成。功效、主治与本方同。

黄连汤

【方源】《伤寒论》
【组成】黄连5克　炙甘草6克　干姜5克　桂枝5克　人参3克　半夏9克

大枣 4 枚

【用法】水煎服。

【功效】平调寒热，和胃降逆。

【主治】胸中有热，胃中有寒。症见胸中烦闷，欲呕吐，腹中痛，或肠鸣泄泻，舌苔白滑，脉弦。

【方解】胸中有热，故方中黄连苦寒清热，为君药；胃中有邪气，故以干姜、桂枝辛温散寒，为臣药，寒温并用，可使寒热调和；佐以半夏和胃降逆止呕，人参、大枣益气和中缓痛；炙甘草为使，善能缓急止痛，调和诸药。全方寒温互用，甘苦并施，能使寒散热消，上下调和，升降复常，诸症自愈。

【按语】本方以欲呕吐、胸中烦闷、腹中痛为辨证要点。现代常用于治疗胃及十二指肠溃疡，急、慢性胃炎，幽门梗阻，急性肠炎，胆道蛔虫，慢性腹泻症等。如里寒腹剧痛，桂枝改用肉桂；慢性腹泻，加白芍、白术。

【附方】干姜黄芩黄连人参汤(《伤寒论》) 由干姜、黄连、黄芩、人参组成。功能辛开苦降，清上温下。主治上热下寒，寒热格拒，呕吐频数，或食入即吐，下利，舌淡苔薄黄，脉缓弱。

截疟七宝饮

【方源】《杨氏家藏方》

【组成】常山 9 克　厚朴 9 克　青皮 9 克　陈皮 9 克　炙甘草 6 克　槟榔 9 克　草果仁 9 克

【用法】水煎，煮沸后加黄酒 1 匙。于疟疾发作前 2 小时服用。

【功效】燥湿祛痰截疟。

【主治】疟疾数发不止，体壮痰湿盛，舌苔白腻，脉弦滑浮大。

【方解】方中常山截疟化痰，其抗疟作用已被临床试验和药理实验证实，为君药；槟榔、草果行气燥湿化痰，均能治"瘴疠寒疟"，为臣药；厚朴、陈皮、青皮行气理脾，燥湿祛痰，为佐药；炙甘草和中，为使药。诸药配伍，共奏截疟化湿祛痰之功。

【附方】截疟丸(《瘴疟指南》) 由常山、槟榔、乌梅、甘草、姜汁组成。功能截疟除痰。主治瘴疟，不论寒热，或一日一发，二日一发，三日一发。

第五章 温里方

根据"寒者热之"的原则，用甘温辛热的药物为主配组成方，具有温中祛寒，或回阳救逆，或温经散寒等作用，以治脾胃虚寒，或肾阳衰微，亡阳欲脱，或经脉寒凝等里寒证的方剂，叫做温里方。属于"八法"中的"温"法。

根据里寒证的病因病机、临床表现的不同，温里方又分以下3类。

温中祛寒方 适用于脾胃虚寒证。症见呕吐泄泻，四肢不温，脘腹冷痛，不思饮食，口淡不渴，舌苔白润，脉沉细。常用药物如干姜、吴茱萸、砂仁等，多与健脾补气药物如党参、白术、炙甘草等配组成方。代表方有理中丸、吴茱萸汤等。

回阳救逆方 适用于阳气衰微，阴寒内盛之证。症见四肢厥逆，恶寒踡卧，下利清谷，舌淡、苔白，脉沉微或迟弱。宜用大剂温肾祛寒药与益气固脱药组成方剂，以回阳救逆，常用附子、干姜、肉桂与人参、炙甘草等配伍，代表方有四逆汤等。但阳气衰微见症不一，若阳虚不能化水，出现四肢水肿，则应温阳利水，用真武汤之类；若阳虚，肾不纳气，出现气短喘促，则应温阳降逆，用黑锡丹之类；若命门火衰，出现五更泻，则应温肾固阳，用四神丸等。

温经散寒方 适用于寒侵经脉引起的痛痹、痛经、腹痛以及虚寒阴疽等，阳气不足，经脉受寒，血液运行不畅，出现手足厥冷、四肢疼痛，或发为阴疽。常用温经散寒药（如桂枝、附子、细辛）与养血通脉之药（如当归、白芍等）配组成方。代表方有当归四逆汤、桂枝附子汤、黄芪桂枝五物汤等。

温里方使用注意事项如下。

1. 温里方多是辛温燥热药，忌用于热证、阴虚证，尤其对真热假寒证，应辨明真假，切勿误用。

2. 夏季天气炎热，或其人平素火旺，即使有寒证须用祛寒剂时，用量也不宜太大，病去即止，以免耗伤阴液。

3. 出血证候多因血热引起，一般不宜使用祛寒剂；确因虚寒所致之出血，使用时也应适当配伍。

4. 有兼证者，应配合其他药物治疗。如里寒而气滞较甚者，在祛寒剂中酌情加入乌药、香附、青皮、木香等辛温行气药；阴阳两虚者，温阳药需与养阴药同用。

敦复汤

【方源】《医学衷中参西录》

【组成】野党参 12 克　补骨脂 12 克　山茱萸 12 克　熟附子 9 克　核桃仁 9 克　山药 15 克　茯苓 3 克　鸡内金 3 克

【用法】水煎服。

【功效】温肾补脾。

【主治】肾阳虚弱、脾阳不振所致的黎明泄泻，腹部隐痛，形寒肢冷等。

【方解】临床上用本方加味，可用于治疗慢性结肠炎腹泻属脾肾虚寒者。方中党参、补骨脂、山茱萸健脾益气；熟附子、核桃仁温阳补肾；山药、茯苓、鸡内金健脾补肾。全方共奏温肾补脾之效。

高良姜汤

【方源】《备急千金要方》

【组成】高良姜 15 克　厚朴 6 克　当归 9 克　桂心 6 克

【用法】水煎服。

【功效】温中祛寒，理气止痛。

【主治】寒凝气滞。症见心腹胀痛，两胁支满，烦闷不可忍，恶心嗳气，不思饮食，舌苔白滑或薄白，脉沉弦。

【方解】本方重用高良姜温中祛寒，理气止痛，配伍桂心则温中祛寒之力更胜；再用厚朴以理气除满，当归以和血养营。诸药配伍，具有温中止痛，理气散寒之功。

【按语】本方以心腹胀痛、得温痛减，畏寒喜暖，遇寒痛增，舌苔白，脉沉弦为辨证要点。现代常用于治疗慢性胃炎、溃疡病、肋间神经痛、冠心病、心绞痛等。若夹食滞，加神曲、鸡内金。

【附方】

1. 二姜丸（《太平惠民和剂局方》）　由高良姜、干姜组成。功能温中祛寒，理气止痛。主治冷物所伤，心脾疼痛。

2. 桂香散（《杂病源流犀烛》）　由草豆蔻、白术、高良姜、砂仁、炙甘草、煨姜、厚朴、青皮、大枣肉、诃子肉、肉桂组成。功能温中祛寒，理气止痛。主治脾脏久冷腹痛。

3. 当归汤(《备急千金要方》),由当归、厚朴、芍药、半夏、桂枝、甘草、黄芪、党参、干姜、蜀椒组成。功能温中补虚,止痛祛寒。主治心腹绞痛,诸虚冷气满痛。

十四味建中汤

【方源】《太平惠民和剂局方》

【组成】当归　白芍　白术　炙甘草　人参　麦冬　川芎　肉桂　炮附子　肉苁蓉　半夏　炙黄芪　茯苓　熟地黄各等分

【用法】上药共研为粗末。每服 9 克,加生姜 3 片,大枣 1 枚,水煎,食前温服。亦可改作汤剂水煎服,各药用量按常规量酌定。

【功效】补气养血,温肾健脾。

【主治】气血不足,脾肾久虚。症见形体羸瘦,短气嗜卧,寒热头痛,咳嗽喘促,吐呕痰沫,手足多冷,面黄脱色,小腹拘急,百节尽疼,夜卧汗多,梦寐惊悸,大便滑利,小便频数,及阴证发斑等。

【方解】方用当归、白芍、川芎、熟地黄补血养血;人参、白术、黄芪、茯苓、炙甘草补脾益气;肉桂、附子、肉苁蓉温补肾阳;半夏化痰降逆;麦冬养阴生津。诸药配伍,有补气养血,温肾健脾之效。

【按语】本方以气短喘促、虚劳羸瘦、面色㿠白、手足不温、大便滑利、小便频数为辨证要点。现代常用于治疗虚劳、肾虚腰痛、遗精、阳痿、过敏性紫癜、再生障碍性贫血等。

四逆汤

【方源】《伤寒论》

【组成】附子 5~10 克　干姜 6~9 克　炙甘草 6 克

【用法】以水三升,煮取一升三合,去滓,分温再服。强人可大附子一枚,干姜三两。现代用法:附子先煎 1 小时,再加余药同煎,取汁温服。

【功效】回阳救逆。

【主治】

1. 少阴病。症见四肢厥逆,恶寒蜷卧,呕吐不渴,腹痛下利,神衰欲寐,舌苔白滑,脉象微细。

2. 太阳病误汗亡阳。

【方解】 本方为回阳救逆的代表方剂。阴盛阳衰之证，非纯阳之品，不能破阴寒而复阳气。故方用附子大辛大热，温肾济阳，回阳救逆，为君药。臣以干姜温暖脾阳，并助附子温壮肾阳。甘草既可配姜、附以辛甘化阳，又制约姜、附大辛大热之性，以防重劫阴液之弊，为佐药。本方药虽三味，但功专力宏，使脾肾之阳同建，可速显回阳救逆之效。

【按语】 四肢厥逆，神疲欲寐，恶寒蜷卧，口不渴，脉沉细微，属心肾阳衰。吐利腹痛，下利清谷，为兼脾阳不足之证。寒为阴邪，入里伤及肾阳，使一身阳气之根受损，阳气不达四肢，故四肢厥逆；心神失养，故神疲欲寐；卫阳不足，故畏寒蜷卧；阳虚血脉不得鼓动，故脉沉微细；脾不得肾阳温养，运化失职，清阳不升，浊阴不降，故见下利清谷，吐利腹痛。若服药呕吐，可采取冷服法。取《素问·五常政大论》"气反者，……治寒以热，凉而行之"之意。

现代药理研究证实，本方具有增强心肌的收缩力，抗休克，使受抑制后的心率明显增加，显著加大冠脉血流量，增大心肌收缩振幅等作用。

【附方】

1. 浆水散（《素问病机气宜保命集》）即本方加浆水、高良姜、肉桂、半夏组成。功能回阳救逆。主治暴泻如水，或有呕吐，身冷汗出，脉微弱。

2. 白通汤（《伤寒论》）即本方去甘草，加葱白组成。功能破阴回阳，宣通上下。主治少阴病阴盛戴阳证。症见手足厥冷，面色赤，下利，脉微。

3. 白通加猪胆汁汤（《伤寒论》）即白通汤加猪胆汁、人尿组成。功能通阳救逆，益阴和阳。主治服白通汤后下利不止，出现厥逆无脉，心烦，干呕等症。

4. 通脉四逆汤，即本方倍加干姜组成。功能回阳通脉。主治少阴病，阴盛格阳证。症见下利清谷，手足厥逆，里寒外热，脉微欲绝，身反不恶寒，其人面赤，或利止，脉不出等。

5. 通脉四逆加猪胆汁汤（《伤寒论》）即通脉四逆汤加猪胆汁组成。功能回阳救逆，益阴补阳。主治阳亡阴竭，吐已下断，汗出而厥，四肢拘急不解，脉微欲绝。

6. 四逆加人参汤（《伤寒论》）即本方加人参组成。功能回阳救逆，益气固脱。主治少阴病真阳衰微，元气亦虚之证。症见恶寒踡卧，四肢厥逆，脉微而复自下利，利虽止而余症仍在。

7. 附姜白通汤（《医门法律》）由附子、葱白、炮姜、猪胆汁组成。功能回阳救逆，益阴补阳。主治厥逆呕吐，暴卒中寒，泻利色青气冷，肌肤凛栗无汗，阴盛无阳之证。

胃关煎

【方源】《景岳全书》

【组成】熟地黄 10~30 克　炒山药 6 克　炒扁豆 6 克　炙甘草 3~6 克　焦干姜 3~9 克　吴茱萸 1.5~2.1 克　炒白术 3~9 克

【用法】水煎服。

【功效】温中散寒，健脾益肾。

【主治】脾肾虚寒泄泻，或久泻腹痛不止，冷痢等。

【方解】方中吴茱萸、焦干姜温中散寒，炒山药、炒白术、炒扁豆、炙甘草健脾益气，熟地黄滋阴益肾。诸药配伍，有温中散寒，健脾益肾之功。

【按语】本方以泄泻日久、腹中冷痛、畏寒肢冷、舌淡苔白为辨证要点。现代常用于治疗慢性结肠炎、小肠功能紊乱等。若久泻不止，加肉豆蔻、诃子；阳虚寒盛，加附子、肉桂，若气虚势甚者，加人参；阳虚下脱不固者，加制附子；泻甚者，加肉豆蔻，或补骨脂；腹痛甚者，加木香，或厚朴；滑脱不禁者，加乌梅，或北五味子；滞痛不通者，加当归；肝邪侮脾者，加肉桂。

【附方】

1. 理阴煎《景岳全书》　由熟地黄、炙甘草、当归、炒干姜（或加肉桂）组成。功能温中散寒，益阴养血。主治脾胃虚寒，阴血不足证。症见胀满呕哕，痰饮恶心，吐泻腹痛，妇女经迟血滞等。

2. 温胃饮（《景岳全书》）　由人参、扁豆、白术、陈皮、炙甘草、干姜、当归组成。功能温中和胃。主治中寒呕吐吞酸，泄泻，不思饮食，及妇人脏寒呕恶，胎气不安。

3. 佐关煎（《景岳全书》）　由厚朴、陈皮、山药、炙甘草、扁豆、猪苓、泽泻、干姜、肉桂组成。功能温中散寒，健脾化湿。主治生冷伤脾，泻痢未久，肾气未损者。

4. 养中煎（《景岳全书》）　由人参、白扁豆、山药、炙甘草、茯苓、干姜组成。功能温中益气。主治中气虚寒，恶心呕吐，便溏泄泻。

5. 七德丸（《景岳全书》）　由乌药、干姜、吴茱萸、苍术、木香、茯苓、补骨脂组成。功能温中祛寒，行气化湿。主治生冷伤脾，初患泻痢，肚腹疼痛。

6. 抑扶煎（《景岳全书》）　由厚朴、乌药、陈皮、猪苓、泽泻、炙甘草、炮姜、吴茱萸组成。功能温中散寒，利湿止泻。主治气冷阴寒或暴伤生冷而致泻痢初起，血气未衰，脾胃未败，或胀痛或呕恶者。

沉香温脾汤

【方源】《卫生宝鉴》

【组成】沉香　木香　丁香　炮附子　官桂　人参　缩砂仁　炮姜　白豆蔻　炙甘草　白术各等分

【用法】上药共研粗末。每服9克，加生姜5片、大枣1枚，水煎去滓，空腹时热服。亦可用饮片水煎服，各药用量按常规剂量酌定。

【功效】温阳祛寒，健脾理气。

【主治】脾胃虚冷，心腹疼痛，呕吐恶心，腹胁胀满，不思饮食，四肢倦怠，或泄泻吐利。

【方解】方中官桂、炮附子、炮姜温阳散寒；沉香、木香理气止痛；缩砂仁、白豆蔻化湿和胃，行气宽中；丁香温中降逆；人参、白术、炙甘草健脾益气。诸药配伍，有温阳祛寒，健脾理气之效。

【按语】本方以脘腹冷痛、腹胁胀满、畏寒肢冷、呕吐泻利、舌淡苔白、脉沉细迟缓为辨证要点。现代常用于治疗慢性胃炎、慢性肠炎、消化性溃疡等。

【附方】

1. 沉香桂附丸（《卫生宝鉴》）　由沉香、川乌、炮附子、炮干姜、炒高良姜、炒茴香、吴茱萸、官桂组成。功能温阳散寒，理气止痛。主治中气虚弱，脾胃虚寒积冷，胁肋膨胀，心腹疼痛，腹中雷鸣，手足厥冷，下利无度；又治下焦阳虚，及七疝，痛引腰屈不能伸，小腹不可忍，热物熨之稍缓。

2. 冷香汤（《瘴疟指南》）　由高良姜、附子、草豆蔻、川姜、丁香、檀香、甘草组成。功能温阳散寒，理气止痛。主治瘴病，胃脘刺痛，胸膈不利，或吐或泻；引饮无度，及夏秋暑湿，恣食生冷，遂成霍乱；阴阳相干，胁肋胀满，脐腹刺痛，烦乱口渴等。

3. 沉香温胃丸（《内外伤辨惑论》）　即本方去白豆蔻、缩砂仁、生姜、大枣，加巴戟天、当归、炮茴香、吴茱萸、白芍、茯苓、高良姜组成。功能温阳散寒，益气健脾，理气止痛。主治下焦阳虚，脐腹冷痛；伤寒阴湿，形气沉困，自汗；中焦气弱，脾胃受寒，饮食不美，气不调和；脏腑积冷，心腹疼痛，大便滑泄，腹中雷鸣；霍乱吐泻，手足厥逆，便利无度。

当归四逆汤

【方源】《伤寒论》

【组成】当归12克　桂枝9克　芍药9克　细辛1.5克　炙甘草5克　通草3克　大枣8枚

【用法】水煎服。

【功效】温经散寒，养血通脉。

【主治】阳气不足而又血虚，外受寒邪，手足厥寒，舌淡苔白，脉细欲绝或沉细；寒入经络，腰、股、腿、足疼痛。

【方解】经脉血少，肝血不足，又感寒邪，阳气更伤，失于温养，血脉凝滞，故见上述诸症。

本方以治寒凝血脉为主，故用桂枝温经通脉，为君药。臣以白芍宣通阳气，当归甘温补血活血；益阴和营，调和营卫。佐以细辛散寒止痛；大枣补益脾胃；通草可防桂枝、细辛过于温燥，又可通利血脉；甘草为使，调和诸药。

【按语】本方以手足厥冷、遇寒加剧、舌淡苔白、脉细欲绝为辨证要点。经脉血少，肝血不足，又感寒邪，阳气更伤，失于温养，血脉凝滞，故见上述诸症。现代常用于治疗血栓闭塞性脉管炎、雷诺病、风湿性关节炎、坐骨神经痛、偏头痛、末梢神经炎、胃或十二指肠溃疡、痛经、闭经、月经不调、小儿麻痹症、冻疮、手足皲裂、寒冷性多形红斑、荨麻疹、精索静脉曲张、腹股沟疝等。若寒疝睾丸掣痛，牵引少腹冷痛，肢冷，脉沉弦者，加乌药、小茴香；寒凝甚者，加附子、肉桂。

【附方】

1. 通脉四逆汤（《重订严氏济生方》）　即本方加附子、吴茱萸、生姜组成。功能温经祛寒，活血通脉。主治霍乱寒多，肉冷脉绝。

2. 当归四逆加吴茱萸生姜汤（《伤寒论》）　即本方加生姜、吴茱萸组成。功能温经通络，温中降逆。主治手足厥寒，脉细欲绝，其人内有久寒，兼有呕吐，脘腹冷痛等症。

吴茱萸汤

【方源】《伤寒论》

【组成】吴茱萸3克　人参6克　大枣4枚　生姜18克

【用法】以水七升，煮取二升，去滓，温服七合，日三服。现代用法：水煎服。

【功效】温中补虚，降逆止呕。

【主治】

1. 胃中虚寒。症见食谷欲呕，胸膈满闷，或胃脘作痛，吞酸嘈杂。

2. 厥阴头痛，干呕吐涎沫。

3. 少阴吐利，手足逆冷，烦躁欲死。

【方解】本方主虚寒之邪上犯。方中吴茱萸辛热，入肝、脾、胃，温肝暖胃，下气降逆，为君药。重用生姜温胃止呕，为臣药。佐以人参益气安中。使以大枣甘缓和中。使用本方，以舌质不红，心下痞满，苔白滑，脉迟无热者为宜。

【按语】胃脘作痛，食谷欲呕，吞酸嘈杂为本方主症，属胃中虚寒。厥阴头痛，呕吐涎沫；少阴吐利，手足厥冷，烦躁欲死，均为兼症。以上诸症虽各有特点，但其病机同属虚寒。胃中虚寒，气逆不降，故食谷欲呕，吞酸嘈杂；寒主收引，气机凝滞，故胃脘作痛；肝经挟胃，上会巅顶，肝胃虚寒，阴寒上犯，浊阴上逆，故厥阴头痛，呕吐涎沫；少阴阳虚，清阳不升，不达四末，故手足不温，吐利频作，并见烦躁欲死。现代常用于治疗胃及十二指肠溃疡，急、慢性胃炎，胆囊炎，梅尼埃病，原发性高血压，头痛，妊娠恶阻等。如呕多者，加陈皮、砂仁、半夏；头痛者，加川芎、当归、白芍；寒甚者，加干姜、附子；腹胀，加砂仁、厚朴；吞酸，加乌贼骨、煅瓦楞子；腹痛，加白芍。

呕吐剧者，宜少量频服、冷服，以免格拒不纳。有些患者服药后症状反剧，约半小时后可自行消失。

现代药理研究证实，本方具有制酸、镇吐作用。能明显抑制胃排空，显著提高小鼠胃内容物残留率，对于乙酰胆碱和氯化钡所致大鼠胃体的痉挛性收缩有拮抗作用；能明显降低大鼠的胃液分泌，显著减小其胃酸浓度。

【同名方】

1.《审视瑶函》吴茱萸汤　即本方去大枣，加川芎、半夏、炙甘草、白茯苓、白芷、陈皮组成。功能暖肝温中，散风止痛，降逆止呕。主治厥阴头痛，四肢厥冷，呕吐涎沫。

2.《医宗金鉴》吴茱萸汤　由当归、吴茱萸、肉桂、牡丹皮、半夏、麦冬、防风、细辛、藁本、茯苓、干姜、木香、炙甘草组成。功能祛风散寒，温经止痛。主治妇女经行腹痛，胞中不虚，惟受风寒为病者。

3.《备急千金要方》吴茱萸汤　方一由吴茱萸、桔梗、防风、干姜、甘草、细辛、当归、生地黄组成。功能养血温经散寒。主治妇人先有胸满痛，寒冷，或心腹刺痛，或呕吐食少，或下痢，呼吸短促，产后益剧者。方二即本方加小麦、半夏、甘草、桂心构成。功能温中补虚,降逆止呕。主治久寒,胸胁逆满,不能食。

4.《宣明论方》吴茱萸汤　由吴茱萸、官桂、厚朴、干姜、白术、陈皮、生姜、蜀椒组成。功能温运脾阳,理气消胀。主治阴盛生寒,腹满腹胀,常常如饱,饮食无味。

【附方】

1. 新定吴茱萸汤(《金匮翼》)　即本方去大枣,加茯苓、黄连、半夏、木瓜组成。功能行气止痛,降逆和胃。主治胃脘痛不能食,食则呕,其脉弦者。

2. 吴茱萸加附子汤(《医方集解》)　即本方加附子组成。功能温阳暖肝,祛寒止痛。主治腰痛,寒疝,牵引睾丸,脉沉迟。

甘草干姜汤

【方源】《伤寒论》

【组成】炙甘草12克　干姜6克

【用法】水煎服。

【功效】温中散寒,温肺益气。

【主治】伤寒误汗后,四肢厥冷,咽中干,烦躁吐逆;及肺痿吐涎沫而不咳,其人不渴,遗尿,小便数,头眩。

【方解】方中干姜温中散寒,温肺化痰;炙甘草益气和中。二药共用,辛甘以化阳,可振奋中阳,温肺益气。

【按语】本方以胃脘冷痛、吐涎沫、腹泻清稀、口不渴、形寒食少、舌淡苔白、脉迟为辨证要点。现代常用于治疗慢性胃炎、消化性溃疡、慢性支气管炎、慢性结肠炎、眩晕、痛经、妊娠呕吐、鼻渊等。若脾虚,加白术、茯苓;气虚,加人参、黄芪;呕吐,加半夏;便血,加白及、灶心土、三七;喘息短气,加钟乳石、五味子、蛤蚧;肺寒咳喘,加麻黄、杏仁、款冬花;遗尿,加炙黄芪、巴戟天、益智仁;尿频、涎沫多者,加煨益智仁。

【附方】生姜甘草汤(《备急千金要方》),由生姜、人参、甘草、大枣组成。功能温肺益气。主治肺痿,咳唾涎沫不止,咽干口渴。

第六章
治风方

凡以辛散祛风或息风止痉的药物为主组成，具有疏散外风或平息内风的作用，治疗风病的方剂，统称治风方。风病可分为外风和内风两类。外风是指风邪外袭，病在肌表、经络、肌肉、筋骨、关节等，症见头痛恶风，肌肤瘙痒，肢体麻木，筋骨挛痛，关节屈伸不利，或口眼歪斜，甚至角弓反张等。内风是内生之风，由脏腑功能失调所致的肝风上扰，热极生风，阳亢化风及血虚生风等，症见眩晕震颤，四肢抽搐，语言謇涩，足废不用，甚至猝然昏倒，不省人事，口角歪斜，半身不遂等。根据外风宜息、内风宜平的治疗原则，本类方剂分为疏散外风和平息内风两类。

治疗风证，首先应该分清内外。因外风只宜疏散，不宜平息；而内风则宜平息，忌用疏散。临证时风邪易兼寒、兼湿、兼热、夹痰、夹瘀等，故组方时应适当配伍祛寒、祛湿、清热、祛痰、活血等之品。此外，外风与内风之间，亦可互相影响，外风可以引动内风，而内风又可兼夹外风，故立法组方时，应该分清主次。

大秦艽汤

【方源】《素问病机气宜保命集》

【组成】秦艽9克　甘草6克　川芎6克　当归6克　白芍6克　细辛1.5克　羌活3克　防风3克　黄芩3克　石膏6克　白芷3克　白术3克　生地黄3克　熟地黄3克　白茯苓3克　独活6克

【用法】上药研为粗末，每次30克，水煎，去滓服。现多作汤剂水煎服，用量按原方比例酌减。

【功效】祛风清热，养血活血。

【主治】风邪初中经络。症见口眼㖞斜，舌强不能言语，手足不能运动；或兼恶寒发热，肢节疼痛，苔白或黄，脉浮紧或弦细。

【方解】本方为"六经中风轻者之通剂"，适用于风邪初中，在经在络，尚未深入脏腑者。治宜祛风通络为主，配合养血活血益气、清泄里热之法。

秦艽为风中之润剂，祛风清热，通经活络，为君药。羌活、独活、防风、白芷、细辛均为辛温行散之品，能祛风散邪，搜风通络，俱为臣药。其中羌活主散太阳之风，白芷主散阳明之风；防风为诸风药之军卒，随风所引而无处不到，独活祛风止痛，善治下部之痹，与羌活善治上部之痹，相得益彰；细辛芳香最烈，内能宣络脉而疏百节，外可行孔窍而透肌肤。五药相合，可加强秦艽散风之力。然言语和手足运动的障碍，与血虚不能荣养筋脉有关，风邪浸淫血脉，易于损伤阴血，而血虚生燥，更使筋脉失于濡养，且方中诸多风药，性温燥，易伤津血。故佐以当归、川芎、白芍、熟地黄养血柔筋，使祛风而不伤血，即所谓"疏风必先养血"(《医方集解》)，寓养血于疏风之内，以济风药之燥，且川芎与当归相伍，可以活血通络，使"血活则风散而舌本柔矣"(《医方集解》)，深合"治风先治血，血行风自灭"之旨。而脾胃为气血生化之源，故用白术、茯苓益气健脾以化生气血，且使风邪去而正不受伤，寓有扶正御风之意；风邪外中经络，郁而化热，故配生地黄、石膏、黄芩清泄郁热，并可制诸风药辛温行散之太过，以上均为佐药。甘草调和诸药为使药。全方各药相合，共奏祛风清热，养血通络之效。

【按语】本方以风邪初中经络、舌强语謇、口眼㖞斜、手足不能运动为辨证要点。现代常用于治疗面神经麻痹、脑血管意外等病症。若无内热，去黄芩、石膏；有风热表证，去防风、羌活、当归，加桑叶、薄荷、菊花；口眼㖞斜，加白附子、全蝎、僵蚕；呕逆痰盛，苔腻脉滑，去地黄，加半夏、橘红、南星；手足麻木，肌肤不仁，加指迷茯苓丸；年老体衰，加黄芪。心下痞，加枳实。

本方风药较多，过于辛燥，有耗伤阴血之弊，临床应用宜斟酌加减。

【附方】

1. 疏风汤（《寿世保元》） 由当归、川芎、白茯苓、半夏、陈皮、乌药、香附、羌活、防风、白芷、麻黄、甘草、细辛、生姜组成。功能疏风散寒，通络舒经。主治风邪中腑，症见手足拘急不仁，面色如土，恶风寒。

2. 疏风饮（《杂病源流犀烛》） 由人参、黄芪、白芍、当归、秦艽、升麻、防风、苏木、葛根、钩藤、红花组成。功能通络疏风，益气养血。主治卒中，筋脉拘急，血液耗损，无以养筋，口眼㖞斜。

羚角钩藤汤

【方源】《通俗伤寒论》

【组成】羚羊角片（先煎）4.5克　霜桑叶6克　川贝12克　鲜生地黄15克　钩藤（后下）9克　菊花9克　茯神木9克　生白芍9克　生甘草2.4克　淡竹茹（与

羚羊角先煎代水）15 克

【用法】 水煎服。

【功效】 凉肝息风，增液舒筋。

【主治】 肝经热盛。症见高热不退，烦闷躁扰，手足抽搐，发为痉厥，甚则神昏，舌质绛而干，或舌焦起刺，脉弦而数。

【方解】 方中羚羊角入肝经，凉肝息风，钩藤清热平肝，息风止痉，共为君药。桑叶疏散肝热，菊花平肝息风，助主药以清热息风，共为臣药。火旺生风，风火相扇，最易耗伤阴液，故用鲜生地黄、生白芍、生甘草酸甘化阴，增液缓急；邪热亢盛，每易灼津为痰，故用川贝、竹茹清热化痰；风火相扇，必上薄于心，故又有茯神木平肝息风，舒筋通络，宁心安神，以上共为佐药。生甘草又能调和诸药，兼以为使。诸药合用，共奏凉肝息风，增液化痰，舒筋通络之功。

【按语】 本方以舌绛而干，高热抽搐、脉弦数为辨证要点。现代常用于治疗流行性乙型脑炎、高热痉厥、原发性高血压、高血压脑病、产后惊风、妊娠子痫等。若见抽搐频繁，加全蝎、蜈蚣、僵蚕；高热烦渴，加知母、石膏，加芒硝、大黄；邪热内闭，神志昏迷，加紫雪丹、安宫牛黄丸；高热不退，津伤较甚，加麦冬、玄参、石斛、阿胶；痰多昏睡，加郁金、菖蒲、天竺黄；原发性高血压头昏目眩属阴虚阳亢，加牛膝、白蒺藜。

若邪热久羁，耗伤真阴，以致虚风内动者，非本方所宜。

【附方】

1. 钩藤饮（《医宗金鉴》） 由钩藤、羚羊角、人参、全蝎、天麻、炙甘草组成。功能清热息风，益气解痉。主治小儿天钓，手足抽搐，牙关紧闭，惊悸壮热，头目仰视。

2. 镇风汤（《医学衷中参西录》） 由钩藤、青黛、羚羊角、龙胆草、清半夏、代赭石、僵蚕、茯神、薄荷叶、朱砂组成。功能清肝祛风。主治小儿急惊风，其风猝然而得，身挺颈痉，四肢搐搦，神昏面热，或痰涎上壅，或目睛上窜，或牙关紧闭，或热汗淋漓。

3. 清热息风汤（《中医治法与方剂》） 由石膏、金银花、莲子心、连翘、天竺黄、大青叶、炒栀子、钩藤、蜈蚣、全蝎、僵蚕、地龙、蝉蜕、菖蒲组成。功能清热解毒，祛风止痉。主治热盛动风，昏迷，抽搐，谵语，舌质绛，脉弦数。

4. 羚羊镇痉汤（《温病刍言》） 由羚羊角粉、生石决明、生石膏、龙胆草、全蝎、僵蚕、钩藤组成。功能祛风镇痉，清热平肝。主治温病高热不退，热极动风而致四肢痉挛抽搐，颈项强直。

5. 龙胆羚羊角汤（《中医妇科治疗学》） 由龙胆草、干地黄、黄芩、羚羊角、茯神、车前子、丹参组成。功能清热平肝,息风养血。主治子痫,偏于风热。未发之前,头痛甚剧,头昏眼花,面色发红,大便秘结,脘腹疼痛,或有呕吐;病发后,神昏抽搐,舌质红,脉弦滑而数。

6. 疏风清热饮(《实用中医小儿科学》) 由清水豆卷、桑叶、连翘、炒栀子皮、薄荷、黄芩、僵蚕、钩藤、菊花组成。功能清热镇痉。主治急惊风高热期,壮热,面红唇赤,涕泪俱无,头部剧痛。

医痫丸

【方源】《验方汇编》
【组成】半夏60克　猪牙皂角60克　僵蚕45克　南星30克　白矾30克　乌蛇30克　白附子15克　朱砂7.5克　全蝎6克　雄黄4.5克　麝香1.8克　蜈蚣半条
【用法】研末,制成小丸剂。每服6克,日服2次。
【功效】祛除风痰,息风定惊。
【主治】癫痫昏迷,痰涎壅盛,四肢抽搐。
【方解】癫痫之证,历来被认为是痰浊蒙蔽心窍所致。如朱丹溪认为:"痫证有五……无非痰涎壅塞,迷闭孔窍。"《医学正传》:"痫病主痰,因火动所作。"故本方以化除顽痰为主,辅以通络开窍之药,治疗癫痫以痰涎壅盛的效果颇佳。
【按语】本方含毒性药,不宜多服;孕妇禁用。

续命风行汤

【方源】《张氏医通》
【组成】麻黄3克　桂心3克　附子3克　川芎9克　防风9克　独活9克　防己9克　当归9克　甘草10克　生姜10克　石膏12克　党参12克　杏仁6克(去皮、尖)
【用法】水煎服。
【功效】温经养血,祛风涤痰,开窍。
【主治】中风闭证,不醒人事或狂言舌肿。
【方解】方中麻黄、桂心、附子湿经通络;川芎、防风、独活、防己、当归祛风涤痰养血；甘草、生姜温养化痰；石膏清热开窍。诸药合用共奏温经养血、祛风涤痰、开窍之功。

温白丸

【方源】《证治准绳》
【组成】天麻 15 克　白僵蚕 30 克　白附子 30 克　制南星 30 克　全蝎 6 克
【用法】共研细末，面糊为丸，如绿豆大。每服 3 克，日服 2 次，姜汤送下。
【功效】镇痉驱风，除痰解挛。
【主治】风痰所致的癫证、狂证、痫证，以及小儿惊风抽搐等。
【方解】方中天麻祛风解痉；白僵蚕、白附子、制南星、全蝎搜风通络，祛痰解痉。全方共奏镇痉驱风，除痰解挛之功。

川芎茶调散

【方源】《太平惠民和剂局方》
【组成】川芎 12 克　薄荷 12 克　荆芥 12 克　白芷 6 克　羌活 6 克　甘草 6 克　细辛 3 克　防风 4.5 克
【用法】上药共研细末。每服 6 克，日服 2 次，饭后清茶调下。亦可水煎服。
【功效】疏风止痛。
【主治】外感风邪头痛。症见偏正头痛或巅顶作痛，恶寒发热，目眩鼻塞，舌苔薄白，脉浮。
【方解】方中川芎辛温升散，善于祛风止痛，为治头痛要药，尤善治少阳、厥阴经头痛（两侧、巅顶痛），《神农本草经》谓其"主中风入脑头痛"，为君药。风为阳邪，善行数变，故用大量薄荷、荆芥辛凉解表，祛风清头目共为臣药。羌活辛苦温，表散风寒，善治太阳经头痛（后头痛牵连项部）；白芷辛温，发表祛风，善治阳明经头痛（前额痛），《本草纲目》引李杲语："头痛必用川芎，如不愈加各引经药，太阳羌活，阳明白芷"；细辛散寒止痛，长于治疗少阳经头痛；防风辛散上部风邪均为佐药；甘草和中益气，使升散不致耗气，且能调和诸药；茶清苦寒降火，上清头目，可防风药之辛燥升散，使升中有降，均为使药。服于食后，是使药性留恋于上，不致速趋于下。本方集大队辛散之品，疏风而止头痛，正如《医方集解》所说："头痛必用风药者，以巅顶之上，惟风可到也。"因本方君药为川芎，剂型为散剂，用清茶调服，故方名"川芎茶调散"。

【按语】本方以偏正头痛、恶寒发热、巅顶作痛、目眩鼻塞、苔薄脉浮为辨证要点。现代常用于治疗偏头痛，血管神经性头痛、鼻窦炎、慢性鼻炎所导致的头痛等。若风热头痛，去细辛、羌活，加菊花、钩藤、僵蚕；风寒偏胜，去薄荷，加生姜、紫苏叶；头痛经久不愈，加桃仁、全蝎、红花；慢性鼻炎、鼻窦炎引起的头痛，加苍耳子、辛夷。

【同名方】《银海精微》川芎茶调散　本方去细辛、白芷，加石决明、木贼、炒石膏、菊花组成。功能祛风清热。主治一切热泪及眼弦赤烂。

【附方】

1. 愈风饼子（《儒门事亲》）　由炮川乌、川芎、甘菊花、防风、白芷、细辛、羌活、天麻、荆芥、薄荷、炙甘草组成。功能祛风止痛。主治雷头风，症见头上生赤肿结核，或如酸枣状。

2. 温脑散（《传言适用方》）　由川芎、炮川乌、天麻组成。共研为细末，煎茶送下。功能散寒祛风止痛。主治头风。

3. 川芎丸（《太平惠民和剂局方》）　由川芎、薄荷叶、防风、细辛、桔梗、甘草组成。功能祛壅化痰，利咽清目。主治头痛眩晕，颈项紧急，肩背拘急，肢体烦疼，皮肤瘙痒，心悸烦热，脑目昏疼，鼻塞声重，面上游风，状如虫行。

4. 菊花茶调散（《银海精微》）　本方加菊花、蝉蜕、僵蚕组成。功能清利头目，疏风散热。主治头晕目眩，风热上攻，及偏正头痛。若风热偏盛，则去羌活、细辛，加钩藤、蔓荆子。

5. 清眩丸（《中药制剂手册》）　由川芎、白芷、薄荷、荆芥穗、石膏组成。功能疏散风热，清利头目。主治风热上攻，头目眩晕，偏正头痛，鼻塞不通。

大定风珠

【方源】《温病条辨》

【组成】生白芍18克　阿胶9克　生龟甲12克　干地黄18克　麻仁6克　五味子6克　生牡蛎12克　麦冬18克　炙甘草12克　鸡子黄2个　生鳖甲12克

【用法】水煎去滓，再入鸡子黄搅匀，温服。

【功效】滋阴息风。

【主治】阴虚风动。症见温病后期，神倦瘛疭，脉气虚弱，舌绛苔少，有时时欲脱之势。

【方解】方中鸡子黄味甘入脾，为血肉有情之品，镇定中焦，滋阴潜阳，养血息风，上通心气，下达肾气。阿胶亦属血肉有情之品，为滋阴补血之要药。鸡子黄与阿胶相配能滋阴息风，合而为君药。白芍苦酸微寒，甘草甘平，五味子酸温，三药合用，酸甘化阴，滋阴柔肝，缓急舒筋，使筋脉得濡而不致拘挛瘛疭。生地黄养阴生津；麦冬养阴润肺；麻仁质润多脂，滋阴润燥。以上六药皆能加强阿胶、鸡子黄养阴之效，故为臣药。复用龟甲、鳖甲、牡蛎育阴潜阳，重镇息风，共为佐药。甘草调和诸药，兼作使药。诸药合用，使真阴复，浮阳潜，则虚风自息。

本方是由《伤寒论》炙甘草汤（又名复脉汤）去人参、桂枝、生姜、大枣，加白芍、"三甲"（牡蛎、鳖甲、龟甲）、五味子、鸡子黄而成。因此方所治之证邪气已去八九，真阴仅存一二，故以"血肉有情之品"（阿胶、鸡子黄）与大队滋阴之药，填补真阴，重在治本，以求阴复而阳潜风息。五味子与牡蛎相配，不仅可收敛浮阳有助息风，更可收敛真阴以防其"时时欲脱之势"。

【按语】本方适用于阴虚风动证。临床当以瘛疭神疲，脉气虚弱，舌绛苔少为依据。本方原治温病迁延日久，邪热灼伤肝肾，消耗阴精，或误汗、妄攻，重劫阴液，导致真阴大亏所致。温病发展至后期，热邪久羁，阴亏津少，故见舌绛苔少；真阴亏损，阳气无依，故神倦脉虚；肝为风脏，阴液耗伤，水不涵木，筋失濡养，阴不潜阳，虚风内动，故手足瘛疭。当此真阴欲竭之际，治宜以味厚滋补之药，填真阴以救脱，养阴血以息风。若兼气虚而气短或气喘者，可加人参；阳浮而阴不内守，自汗出者，可加龙骨、浮小麦；兼心气虚而见心悸者，可加茯神、人参、小麦。

本方为治疗虚风内动之方剂，故阴液虽虚，火热尚盛者不宜使用。

【附方】小定风珠（《温病条辨》） 由鸡子黄、阿胶、生龟甲、淡菜、童便组成。功能息风滋阴。主治温邪久羁下焦，灼肝液为厥，扰冲脉为哕，脉细弦。

天麻钩藤饮

【方源】《中医内科杂病证治新义》
【组成】天麻9克　钩藤（后下）12克　石决明（先煎）18克　山栀子9克　黄芩9克　川牛膝12克　杜仲9克　益母草9克　桑寄生9克　夜交藤9克　朱茯神9克
【用法】水煎服。
【功效】平肝息风，清热活血。

【主治】肝阳偏亢，肝风上扰。症见头痛，眩晕，失眠，舌红苔黄，脉弦。

【方解】本方为治疗肝厥头痛、眩晕、失眠之良剂。方中天麻、钩藤二药，均入肝经，均有平肝息风之效，且天麻有定眩晕之专长，共为君药。石决明性味咸平，平肝潜阳，除热明目；川牛膝引血下行，直折亢阳，共为臣药，以助君药平肝息风之功。配黄芩、栀子清热泻火，使肝经之热得清而不致偏亢；伍益母草活血利水，牛膝引血下行，两药均能活血利血，药性下行，有利于肝阳之平降；再用杜仲、桑寄生补益肝肾；夜交藤、朱茯神宁心安神，以上均为佐药。诸约合用，共奏平肝息风、清热宁神、滋补肝肾、引血下行之功。

【按语】本方适用于肝肾不足，肝阳偏亢，肝风上扰之证，临床当以头痛，眩晕，失眠，舌红苔黄，脉弦为依据。肝肾阴亏，肝阳偏亢，风阳上扰，故见头痛，眩晕；肝阳偏亢，热扰心神，故夜寐多梦，甚则失眠。治宜平肝息风，清热活血，滋补肝肾。肝阳上亢而头晕头痛甚者，可加珍珠母、白芍；兼胃肠燥热而大便干结者，可加大黄。

肝经实火或湿热所致的头痛，不宜使用本方。

【附方】

1. 钩藤汤（《妇人良方》） 由钩藤、当归、人参、茯神、桑寄生、桔梗组成。功能息风安胎。主治妊娠子痫，胎动腹痛，手足抽掣者。

2. 天麻钩藤汤（《小儿卫生总微论方》） 由钩藤、蝉蜕、天麻、防风、人参、麻黄、蝎尾、僵蚕、炙甘草、川芎、麝香组成。功能息风解痉，补脾益气。主治小儿因吐利脾胃虚弱而生风，最终变成慢惊风。

3. 平肝潜阳汤（《常见病中医治疗研究》） 由生牡蛎、石决明、夏枯草、桑寄生、生杜仲、生地黄、黄芩、草决明、茺蔚子、菊花组成。功能平肝潜阳。主治肝阳上亢所致的头痛，头晕，心慌怔忡，失眠多梦，舌红，脉弦等。常用于治疗原发性高血压见有上述表现者。

4. 摧肝丸（《证治准绳》） 由胆南星、钩藤、滑石、黄连、铁华粉、青黛、僵蚕、朱砂、甘草、天麻、竹沥、姜汁组成。功能清火平肝，化痰定颤。主治震颤。

驱风化痰汤

【方源】《寿世保元》

【组成】党参 15 克　白术（土炒）12 克　茯苓 12 克　当归 12 克　白芍（酒炒）12 克　甘草 10 克　法半夏 10 克　陈皮 10 克　川芎 10 克　桔梗 10 克　远志 10

第六章　治风方　69

克　天麻 10 克　黄芩（酒炒）10 克　枳实（麸炒）10 克　胆南星 9 克　瓜蒌仁 9 克　制白附子 9 克　白僵蚕 6 克　川黄连（姜汁炒）6 克　生姜 5 片

【用法】水煎服。

【功效】祛风泻火，除痰利窍。

【主治】癫证，眩晕，时作时止，或痰涎壅盛，心神昏乱，头脑不清。

【方解】本方适用于患癫证时久，正气已虚，痰湿阻于清窍，以致头晕时作，神疲无力，记忆力下降者。本方以八珍汤益气养血以扶正，以白附子、瓜蒌仁、白僵蚕、胆南星、枳实等祛化顽痰以利窍，使正气复来，顽痰得除，则癫证渐愈。

平肝清脑汤

【方源】《中医临证提要》

【组成】羚羊角粉 2.4 克（冲服）　明天麻 3 克　嫩钩藤 12 克　白蒺藜 12 克　冬桑叶 9 克　天竺黄 4.5 克　鲜竹沥 1 小杯（冲服）　京赤芍 6 克

【用法】水煎服。

【功效】平肝息风，醒脑开窍。

【主治】产后发痉。症见新产之后陡然抽风，神志昏迷，口眼抽动，两手紧握，牙关紧闭，舌苔薄腻或厚腻，脉象细紧，或弦或滑。

【方解】方中羚羊角平肝息风解痉；天麻、钩藤、白蒺藜止痉醒脑；桑叶、天竺黄、竹沥、赤芍化痰开窍。全方共奏平肝息风，醒脑开窍之功。

【加减】若下血不多，加丹参 9 克，泽兰 6 克；恶寒发热，加炒荆芥、炒柴胡各 4.5 克；胸脘痞闷，加橘红、枳壳各 4.5 克；神昏谵语，喉中痰鸣，加制胆星 3 克，川贝母、焦山栀各 6 克；四肢瘫痪、言语不利，加嫩桑枝、生薏苡仁各 15 克，怀牛膝 9 克，法半夏 4.5 克；手足逆冷，气喘大汗，加人参 9 克，熟附片 3 克，急煎先服，症状缓解后再按方服药。

小活络丹

【方源】《太平惠民和剂局方》

【组成】制川乌 6 克　制草乌 6 克　地龙 6 克　制天南星 6 克　乳香 5 克　没药 5 克

【用法】共研细末，制成丸剂。每服3克，日服2次，空腹陈酒送服。

【功效】祛风除湿，豁痰逐瘀，温经通络。

【主治】中风手足麻木不仁，日久不愈，湿痰瘀血阻滞经络，而见腿、臂间有痛点；或因风寒湿之邪留滞经络，四肢筋骨疼痛，痛处游走不定。

【方解】方中川乌、草乌祛温祛瘀止痛；地龙、天南星豁痰通络止痛；乳香、没药温经通络。

【按语】本方在临床多用来治疗风湿性关节炎、中风后遗症、坐骨神经痛等偏寒者。注意：二乌、天南星辛燥有毒，宜小心使用，不可过量。

大活络丹

【方源】《奇效良方》

【组成】白花蛇60克　乌梢蛇60克　威灵仙60克　两头尖60克　天麻60克　全蝎60克　何首乌60克　龟甲60克　麻黄60克　贯众60克　甘草60克　羌活60克　官桂60克　藿香60克　乌药60克　黄连60克　熟地黄60克　大黄60克　木香60克　沉香60克　细辛30克　赤芍30克　丁香30克　僵蚕30克　青皮30克　骨碎补30克　白豆蔻30克　安息香30克　附子30克　黄芩30克　茯苓30克　香附30克　元参30克　白术30克　防风75克　葛根45克　虎胫骨（现用豹骨代）45克　当归45克　血竭21克　犀角（现用水牛角代）15克　麝香15克　松脂15克　牛黄4.5克　冰片4.5克　人参9克

【用法】合研为末，炼蜜为丸，如桂圆大。每次1丸，陈酒送服。

【功效】豁痰开窍，通经活络。

【主治】中风瘫痪，痿痹，痰厥，阴疽，跌打损伤等。

【方解】本方主要用于治疗劳损、风湿、损伤所引发的四肢酸痛痿弱和中风后遗症。方以蛇、蝎、威灵仙、羌活驱风除湿，辅以乳香、赤芍、没药、麝香活血通络，人参、熟地黄、白术、何首乌补益气血。扶正祛邪为本方配伍特点。

【按语】孕妇禁服。

【附方】舒筋活络丸（《上海市药品标准》）即由本方虎骨易豹骨，牛黄易人工牛黄，去人参、犀角、两头尖、全蝎、贯仲、葛根、白豆蔻、乌药、安息香、附子、青皮、黄芩、松脂组成；功能、主治与本方同。

第六章　治风方

防风汤

【方源】《宣明论方》

【组成】防风 30 克　甘草 30 克　当归 30 克　赤茯苓 30 克　杏仁 30 克　桂枝 30 克　黄芩 9 克　秦艽 9 克　葛根 9 克　麻黄 15 克

【用法】上药研末，每用 15 克，加大枣 3 枚，生姜 5 片，水煎服。

【功效】祛风通络，散寒除湿。

【主治】行痹，肢体关节疼痛，游走不定，关节屈伸不利，或见恶寒发热，苔薄白或腻，脉浮。

【方解】方中秦艽、防风祛风散寒，舒筋活络，为君药。麻黄、桂枝、葛根解表散寒，温经益阳，为臣药。当归活血利痹，杏仁利肺降气，黄芩苦寒，赤茯苓健脾利湿，以制约诸辛温药温燥之性，使无伤阴之弊，为佐药。甘草为使，调和诸药。全方有祛风通络，散寒化湿之功效。

【按语】本方以关节痹痛、游走不定，或有恶寒发热为辨证要点。现代常用于治疗类风湿关节炎、风湿性关节炎、肩关节周围炎等。若痹痛游走周身，加威灵仙、络石藤、防己、桑枝；发于下肢，加独活、牛膝；发于上肢，加姜黄、羌活；恶寒发热、身有汗出者，去麻黄，加芍药。

【同名方】

1.《太平惠民和剂局方》防风汤　由防风、秦艽、麻黄、独活、半夏、升麻、白术、防己、石膏、黄芩、甘草、芍药、当归、远志、人参、生姜、麝香组成。功能益气血，祛风。主治风虚发热，项背拘急，肢节不随，及脚气缓弱。

2.《备急千金要方》防风汤　由川芎、防风、白芷、牛膝、狗脊、萆薢、白术、羌活、葛根、杏仁、附子、麻黄、生姜、石膏、薏苡仁、桂心组成。功能补益肝肾，通经利络。主治偏风。

3.《本事方》防风汤　由防风、桂枝、川芎、独活、石斛、麦冬、熟地黄、杜仲、丹参组成。功能祛风补血。主治中风内虚，语謇脚弱。

牵正散

【方源】《杨氏家藏方》

【组成】白附子　僵蚕　全蝎各等分

【用法】上药共研细末。每服 3 克,日服 2 次,热酒送服。也可改作汤剂水煎服。

【功效】祛风化痰,通络止痉。

【主治】风痰阻络。症见口眼㖞斜。

【方解】本方证病机为风痰阻络,经脉不利,故治宜祛风痰,通经络,止痉挛。方中白附子辛温祛风止痉,尤长治头面之风,且能燥湿化痰,为君药。全蝎、僵蚕均能祛风止痉,其中全蝎善于通络,僵蚕兼有化痰之功,共为臣药。更用热酒调服,酒性善走,宜通血脉,助药势直达头面受病之所。诸药相合则力专效著,使风散痰消,经络通畅,则诸症自愈。

本方适用于风痰阻络之证。临床以猝然口眼㖞斜,舌淡苔白为使用依据。《巢氏病源》云:"风邪入于手足阳明、手太阳之经,遇寒则筋急引颊,故使口眼㖞僻,言语不正,而目不能平视。"足阳明之脉挟口环唇,足太阳之脉起于目内眦。阳明内蓄痰浊,太阳外中于风,风痰阻于头面经络,则经遂不利,筋肉失养,故不用而缓。无邪之处,气血尚能运行,筋肉相对而急,缓者为急者牵引,故口眼㖞斜,此即"邪气反缓,正气即急,正气引邪,㖞辟不遂"(《金匮要略》)。若风邪上攻兼见头痛、恶寒者,可加荆芥、防风、白芷,若风痰阻络较甚,兼见面部肌肉掣动者,可加蜈蚣、地龙、天麻等。

【按语】本方药性辛燥,口眼㖞斜偏于寒者较宜,若气虚血瘀或肝风内动而致的口眼㖞斜或半身不遂者,不宜应用本方。方中白附子、全蝎均为有毒之品,用量宜慎。

【附方】

1. 正容汤(《审视瑶函》) 由羌活、白附子、秦艽、防风、胆南星、白僵蚕、制半夏、甘草、木瓜、茯神木、生姜组成。功能祛风化痰,止痉通络。主治仪容不正,口眼㖞斜。

2. 不换金丹(《成方切用》) 由荆芥穗、炙甘草、天麻、防风、僵蚕、薄荷叶、川芎、羌活、白附子、乌头、蝎梢、藿香叶组成。炼蜜为丸内服,也可以末外涂㖞处。功能化痰祛风,通络止痉。主治风寒外袭,痰多窒闭之中风口眼㖞斜。

第七章
泻下方

　　以泻下药为主，具有疏通大便、排除胃肠积滞、荡涤实热、攻逐水饮、寒积等作用的方剂，称为泻下方。属"八法"中的"下"法。

　　泻下方是泻下法的具体体现，由于人的身体素质有虚实寒热的差异，证候表现有热结、燥结、实结、水结的区别，因此立法用药各不相同。根据泻下方的不同作用，可分为以下五类。

　　温下法　具有祛寒通便的作用，适用于脏腑有寒凝积滞，即里寒实证。症见大便秘结，脘腹冷痛，手足不温，口淡不渴，舌苔白滑，脉沉迟等，常用泻下药如大黄、巴豆之类，与温里祛寒药如附子、细辛、干姜等配组成方。大黄附子汤、温脾汤、三物备急丸等为其代表方剂。

　　寒下法　具有泻热通便作用，适用于里热积滞实证。症见大便燥结，高热烦躁，脘腹胀痛，头痛谵语，舌苔焦黄，脉滑实有力；亦可用于气血凝滞、湿热蕴结所致的肠痈。常用苦寒泻热通便药，如芒硝、大黄等配组成方。大承气汤、大黄牡丹汤等为其代表方剂。

　　润下法　具有润燥滑肠作用。适用于邪热伤津，或阴亏热盛，或年老津枯，或产后血虚所致的大便秘结。药性多甘平、富含油脂，具有滑肠润燥的作用，如杏仁、郁李仁、火麻仁、柏子仁、肉苁蓉、当归等。麻子仁丸、济川煎等为其代表方剂。

　　攻补兼施法　适用于邪实正虚的便秘。症见体质虚弱，腹满便秘。此时攻则正气更虚，补虚则实邪愈壅，但不攻则不能祛其积，不补则无以救其虚，唯有用攻补兼施的治法才能解决。故用泻下药与补益药并用配组成方。黄龙汤、增液承气汤等为其代表方剂。

　　遂水法　具有攻逐水饮的作用，适用于水饮内停所引起的重证水肿、胸腹积水、体质较壮实者。这类药物多具有毒性，泻下峻猛，一般只适用于实证。常用峻泻逐水药物，如芫花、大戟、甘遂等为主配组成方。十枣汤、控涎丹、舟车丸等为其代表方剂。

　　泻下方用于里实证，常为急下祛邪的重要治疗方法，应用得当，则奏效甚快；若取之不当，亦能伤正，重则导致病情加剧。故应用时应多加注意。

　　泻下方使用注意事项如下。

1. 便秘、积滞、实热和水饮为使用泻下方的根据，无此见症者勿用。

2. 虽有上述见症，但表证未解，里实未成时，应先以解表为主；若既有表证，又有里实证，应权衡表里轻重，采取先表后里，或表里双解法。

3. 有兼证者，应配合其他药物治疗，如兼有血瘀者，应与活血祛瘀药配合应用，兼有虫积者，应与驱虫药配合应用。

4. 泻下方中，除润下剂较和缓外，余皆性峻烈，故孕妇、经期忌用；年老体弱、病后、产后以及失血脱水者应慎用。

5. 泻下方易伤正气，不宜久服、过量得效即停。

大承气汤

【方源】《伤寒论》

【组成】大黄 12 克　厚朴 15 克　枳实 12 克　芒硝 9 克

【用法】水煎服。枳实、厚朴先煎，大黄后下，芒硝溶服。

【功效】峻下热结。

【主治】

1. 阳明腑实证。症见频转矢气，大便不通，腹痛拒按，甚或潮热谵语，手足濈然汗出，舌苔焦黄起刺，或焦黑燥裂，脉沉有力。如见目中不了了，睛不和，宜本方急下。

2. 热结旁流。症见下利清水，其气臭秽，脐腹疼痛，按之坚硬有块，口舌干燥，脉数而滑，或滑实有力。

3. 热厥、痉病或发狂，属里热实证者。

【方解】本方为峻下热结的代表方剂。本方中大黄既可泻热通便，荡涤肠胃，又能祛瘀活血，为君药。为取其气锐，方中大黄生用后下。臣以芒硝，咸寒软坚，润燥通便，与大黄配伍而用，峻下热结之力更强。热结便秘为有形实邪，气机阻滞，故佐以枳实、厚朴行气除满，散结消痞，助硝、黄推荡之力。

【按语】积滞与实热互结于肠胃，热灼津伤，糟粕积聚，腑气不通，浊气壅塞，故大便秘结，频转矢气，脘腹痞满，胀痛拒按；里热炽盛，蒸迫津液外泄，则手足濈然汗出；热盛津伤，燥实内结，故舌苔黄燥起刺或焦黑燥裂，脉沉实；热伤阴津，不得上注，故目不清，睛不和。燥屎固结肠中，邪热蒸腾，肠中津液与粪水从旁而下，利下臭秽清水，称作"热结旁流"，此时腹痛不减，按之坚硬有块，故旁流是假象，热结是实质。火热上犹心神，故可见狂燥，谵语；热盛气壅，阳气被遏，不达四肢，故可见热厥之证；热邪伤肝，筋脉失养，故可见抽搐拘急，牙关紧急，角弓反张等痉病。此时应急下实热燥结，以存阴津。

前人把本方主症归纳为"痞、满、燥、实"四字。"痞"指自觉脘腹有堵闷闭塞感；"满"指脘腹胀满，按之有抵抗感；"燥"指燥热伤津，肠中粪便既燥且坚，干结不下；"实"是腹中硬满，痛而拒按，大便不畅，或下利清水臭秽而腹痛拒按。

现代常用于治疗急性胆囊炎、胆石症、急性阑尾炎、肠梗阻、急性胰腺炎、溃疡病穿孔、便秘、细菌性痢疾、肝炎、肝性昏迷、乙型脑炎、流行性出血热、伤寒及副伤寒、破伤风、流感、肺炎、肺心病、哮喘、皮质醇增多症、泌尿系统结石、急性牙周炎、胃柿石、急性肾功能衰竭、原发性高血压、产后腹痛、痔疮、荨麻疹、急重呕吐、头痛、眩晕、癫痫、乳蛾、口疮等。若热重、加连翘、金银花、黄芩；痰热，加半夏、胆南星、瓜蒌；湿热，加黄连、黄柏；腹有痈脓，加红藤、败酱草、牡丹皮；瘀血，加桃仁、红花；癫狂，加胆南星、石菖蒲、郁金；肠梗阻，加桃仁、赤芍、莱菔子；虫积，加使君子、槟榔、苦楝根皮；黄疸，加茵陈、山栀子；咳喘，加杏仁、桔梗；泌尿系统结石，加金钱草、海金沙、鸡内金、王不留行。

本方为泻下峻剂，如气虚阴亏，或表证未解，或胃肠无热结，均不适用；孕妇禁用。本方作用峻猛，得效即止，过度使用会损耗正气。严格按照用法煎药，以免影响疗效。治疗肠梗阻，如有下列情况，不宜再用本方：腹痛发作急骤、剧烈，出现持续性疼痛，阵发性绞痛；呕吐出现早且次数频繁；早期出现全身性变化，如体温上升、脉率增加、白细胞计数增高，或早期即有休克倾向；腹膜刺激征；腹部有局限性隆起触摸有孤立胀大的肠袢；呕吐物为血性或肛门排出血性液体。

现代药理研究证明，本方具有增加胃肠道的蠕动，增大胃肠道的容积；促进肠套叠还纳，解除梗阻；改善胃肠道的血液循环，降低毛细血管通透性；促进胆囊收缩、胆汁分泌，松弛胆道口括约肌；抑菌、抗感染等作用。

【附方】

1. 解毒承气汤(《重订通俗伤寒论》)　本方去厚朴、芒硝，加金银花、连翘、黄连、栀子、黄柏、黄芩、西瓜霜、金汁、地龙组成。用雪水煮绿豆取汁，代水煎服。功能解毒泻火，通便泻热。主治脘腹胀满，大便七日未行，小便赤涩热痛，烦燥不安，脉数，苔黄腻而厚，兼创伤处腐溃流脓，疼痛灼热，疫毒实滞等病症。

2. 解毒承气汤(《伤寒温疫条辨》)　本方加僵蚕、蝉蜕、黄连、黄芩、黄柏、栀子组成。功能解毒辟秽，泻热通腑。主治温病三焦大热，谵语狂乱，昏不识人，或痞满燥实，热结旁流，或循衣摸床，舌卷囊缩。

3. 三一承气汤(《宣明论方》)　本方加甘草、生姜组成。功能峻下实热邪火。主治杂病、伤寒，烦渴，腹痛实痛，便秘；或惊痫狂乱，或温热下痢，以及口疮、目疼、喉痹、疮疡等。

4. 驱蛔承气汤(《新急腹症学》)　本方加使君子、苦楝皮、槟榔组成。功能驱蛔，攻下。主治蛔虫性肠梗阻。

5. 柴芩承气汤(《急腹症方药新解》)　本方去厚朴、枳实，加金银花、蒲公英、柴胡、黄芩、青香藤、金铃子、陈皮组成。功能清肝解郁，行气通腑。主治急性水肿型胰腺炎。

小承气汤

【方源】《伤寒论》

【组成】大黄12克　厚朴(去皮)6克　枳实9克

【用法】上以水四升，煮取一升二合，去滓，分温口服。初服汤，当更衣。不尔者，尽饮之。若更衣者，勿服之。

【功效】轻下热结。

【主治】阳明腑实证。症见谵语，便秘，潮热，胸腹痞满，舌苔老黄，脉滑而疾。痢疾初期，腹痛难忍，或腹中胀闷，里急后重者，亦可用之。

【方解】本方大黄泻热通便，枳实破气消痞，厚朴行气散满。诸药并用，共奏轻下热结，除满消痞之功效。

【按语】本方以舌苔老黄、脉滑而疾、腹满便秘为辨证要点。主治痞满为主，燥实不甚之阳明热结轻证。现代常用于治疗肠梗阻、肠麻痹、病毒性肝炎、流行性乙型脑炎、胆道蛔虫症、胃肠术后腹胀与呃逆、慢性胃炎、胃结石、食积腹痛、痢疾、胆系感染、肾绞痛、鼻衄、哮喘、牙龈肿痛等。若恶心呕吐，加陈皮、姜半夏；胃肠湿热，加黄连、黄芩；嘈杂反酸，加煅瓦楞；腹胀较重，加莱菔子、木香、砂仁；黄疸，加山栀子、茵陈；血瘀，加桃仁、赤芍；食滞，加山楂、六神曲；虫积，加槟榔、使君子、苦楝根皮。

孕妇、年老体弱、血虚津亏者，不宜使用本方。

现代药理研究证明，本方具有促进胃肠蠕动，增强肠道推进功能，抗炎，利胆等作用。

【附方】

1. 大黄枳壳汤(《症因脉治》)　本方以枳实易枳壳，加陈皮、甘草、木通、六一散组成。功能泻积泻热。主治发热口渴，胃肠积热，肚腹皮热，泄泻腹痛，泻下黄沫，或欲便不得，肛门重滞，小便赤涩，右脉数大。

2. 三化汤(《素问病机气宜保命集》)　本方加羌活组成。功能祛风泻热通便。主治中风，外有六经之形证，内有便溺之阻格。

3. 承气合小陷胸汤(《温病条辨》)　本方加瓜蒌、半夏、黄连组成。功能导结泻热，清肺化痰。主治温病三焦俱急，大渴大热，舌燥，痰涎壅盛，脉不浮而躁甚，舌色金黄。

黄龙汤

【方源】《伤寒六书》

【组成】大黄9克　芒硝9克　枳实6克　厚朴6克　甘草3克　人参6克　当归9克

【用法】水二盅，姜三片，枣二枚，煎之后再入桔梗一撮，热沸为度。现代用法：水煎服。

【功效】泻下热结，益气养血。

【主治】阳明腑实，气血虚弱。症见下利清水，或大便秘结，脘腹胀满，疼痛拒按，身热口渴，神倦少气，神昏谵语，肢厥。

【方解】方中以大黄荡涤胃肠实热积滞，为君药。芒硝润燥软坚，以助大黄泻热，为臣药。枳实、厚朴行气导滞，为佐药。取大承气汤之意，峻下热结。佐以人参、当归补益气血，扶正以祛邪；桔梗开宣肺气而通肠腑，寓"欲降先升"之意。生姜、大枣、甘草和中益气，为使药。

【按语】本方以下利清水，或神倦少气、大便秘结、腹满硬痛拒按、舌苔焦黄、脉虚为辨证要点。素体气血不足，或热结阳明，里实已成，应下失下，火邪壅闭，耗气搏血，气血两伤，邪火独存，邪热与糟粕互结，故大便秘结，脘腹胀满，疼痛拒按；热迫津出，故自利纯清水；热盛津伤，故身热口渴；邪热耗伤气血，故神倦少气；邪热内扰神明，故神昏谵语，肢厥。现代常用于治疗肠梗阻、急性阑尾炎、胆石症、胆囊炎等。年老体弱者，去芒硝，重用人参、当归；兼阴津损临，加麦冬、生地黄、海参、元参。

【同名方】

1.《太平圣惠方》黄龙汤　由伏龙肝、当归、黄芩、赤芍、炙甘草、升麻、生地黄、朴硝、竹茹组成。功能清热通便凉血。主治热病鼻衄。

2.《证治准绳》黄龙汤　由柴胡、黄芩、甘草、赤芍、生姜、大枣组成。功能和解少阳。主治寒热往来，或发热不退。

3.《类证活人书》黄龙汤　由柴胡、黄芩、人参、炙甘草组成。功能和解少阳。主治妊娠寒热头痛，饮食不振，胁下痛，呕逆痰气；产后伤风，热入胞宫，寒热如疟；经水时来时断；病后劳复，余热不解。

4.《竹林女科证治》黄龙汤　由黄芪、当归、白芍、苍术、白术、陈皮、生地黄、熟地黄、甘草、柴胡组成。功能养血疏肝，益气健脾。主治妇人先由劳役，脾胃虚损，以致气短气逆，漏下不止，其色鲜红，身体发热，自汗不止，大便泄泻，四肢乏力，饮食不思。

【附方】

1. 新加黄龙汤（《温病条辨》）　本方去厚朴、枳实、桔梗、大枣，加生地黄、麦冬、元参、海参组成。功能滋阴益气，泻热通便。主治热结里实，气阴不足。症见神疲少气，口干咽燥，唇裂舌焦，苔焦黄或焦黑燥裂，大便秘结，腹中胀满而硬。

2. 玉烛散（《儒门事亲》）　由当归、川芎、大黄、熟地黄、白芍、芒硝、甘草组成。功能养血清热，通便泻积。主治血虚里热，大便秘结；或妇人经血不通，腹胀作痛。

十枣汤

【方源】《伤寒论》

【组成】 芫花　甘遂　大戟各等分　大枣 10 枚

【用法】 芫花、甘遂、大戟研细末，或装入胶囊，每服 0.5～1 克，每日 1 次，清晨空腹时，以大枣煎汤送服。

【功效】 攻逐水饮。

【主治】 悬饮。胁下有水气，咳唾胸胁引痛，心下痞硬，干呕短气，头痛目眩，或胸背掣痛不得息，舌苔滑，脉沉弦。

【方解】 本方为峻下逐水之药。方中芫花辛温有毒，善消胸胁之水，《本草纲目》谓其"治水饮痰癖，胁下痛"；甘遂苦寒有毒，善行经隧水湿；大戟苦寒有毒，善泻六腑之水，共为君药；"芫花、大戟、甘遂之性，逐水泄湿，能直达水饮窠囊隐僻之处，但可徐徐用之，取效甚捷，不可过剂，泄人真元也。"因而用大肥枣 10 枚，取其培土制水，益气扶正，能缓和诸种峻药之毒，使下不伤正，为佐使药。《医方论》说："仲景以十枣命名，全赖大枣之甘缓以救脾胃，方成节制之师也"，故以十枣名汤，寓意深刻。

【按语】 本方以咳唾短气、水肿腹胀、胸胁引痛、舌苔白、脉沉弦为辨证要点。现代常用于治疗肝硬化腹水、渗出性胸膜炎、晚期血吸虫病腹水、急慢性水肿等。

本方为逐水峻剂，起初服用应为小剂量，视病情需要逐渐增加，中病即止；如泻后精神、胃纳俱好，而水饮未尽去者，可再用本方；如泻后食欲减退，精神疲乏，则宜暂停攻逐；体虚邪实者，又非攻不可者，可用本方与健脾补益之剂交替使用，或先攻后补，或先补后攻；若服本方后泄泻不止，可食冷粥以止之。

体弱者慎服，孕妇忌用。

【附方】

1. 十枣丸（《丹溪心法》） 将本方改为丸剂，功效、主治与本方相同。服用较为方便，为"治之以峻，行之以缓"之法。

2. 深师朱雀汤（《外台秘要》） 本方加大枣二枚，功效与本方基本相同。主治停痰不消，久病癖饮，时头眩痛，眼睛、身体、手足、十指甲尽黄；也可治疗胁下支满饮，辄引胁下痛。

济川煎

【方源】《景岳全书》

【组成】当归9～15克　牛膝6克　肉苁蓉6～9克　泽泻4.5克　升麻1.5～3克　枳壳3克

【用法】水煎服。

【功效】温肾益精，润肠通便。

【主治】肾虚便秘。症见大便秘结，小便清长，头目眩晕，腰膝酸软，背冷畏寒。

【方解】本方中肉苁蓉温肾益精，润肠暖腰，为君药。当归养血和血，润肠通便，牛膝补肾强腰，性善下行，共为臣药。泽泻性降，渗利泄浊，枳壳下气宽肠而助通便，共为佐药。尤妙在稍加升麻以升清阳，清阳升则浊阴自降，以增强通便之效，为使药。六药并用，是为寓通于补之剂。

【按语】本方以腰酸背冷、大便秘结、小便清长为辨证要点。现代常用于治疗年老体衰及妇人产后之便秘。若阳虚寒甚，加肉桂。肠燥便秘日久，去泽泻，加锁阳、火麻仁；气虚者，加人参；如有火，加黄芩；肾虚，加熟地黄。

蜜煎导方

【方源】《伤寒论》

【组成】食蜜 140 毫升

【用法】上一味，置铜器内微火煎，边煎边搅，不使焦糊；至可制丸时，乘热以手捻作栓子状，前端尖锐，如手指粗细，长 3 厘米左右。用时塞入肛内。

【功效】润肠通便。

【主治】肠燥便秘。症见大便硬结难下，近于肛门，时有便意而欲解不得，小便自利。

【方解】本方中蜂蜜甘平，滑肠通便。煎蜜捻作栓子状，插入肛门内，化而为液，有润燥滑肠，导便通下之效。

【按语】本方以大便硬结，近于肛门，欲解不能为辨证要点。现代常用于治疗老年便秘、习惯性便秘、体虚无力排便等。

现代药理研究证明，蜂蜜有缓泻和润滑作用，对创面有收敛和促进愈合的作用。

大黄附子汤

【方源】《金匮要略》

【组成】大黄 9 克　附子 12 克　细辛 6 克

【用法】以水五升，煮取二升，分温三服。若强人煮取二升半，分温三服。服后如人行四五里，进一服。现代用法：水煎服。

【功效】温经散寒，通便止痛。

【主治】寒积里实证。症见腹痛便秘，胁下或腰胯偏痛，发热，畏寒肢冷，舌苔白腻，脉沉弦而紧。

【方解】方用附子大辛大热，温里散寒，除心腹冷痛，配大黄泻下通便，此时附子用量必大于大黄，共成温下之功，为君药。细辛辛温宣通，散寒止痛，助附子祛寒，为臣药。诚如清代医家张秉成所言："此阴寒成聚，偏着一处，虽有发热，亦是阳气被郁所致，是以非温不能散其寒，非下不能去其积，故以附子、细辛之辛热善走者搜散之，而后大黄得以行其积也。"

【按语】腹痛便秘，畏寒肢冷，舌苔白腻，脉弦紧为本方使用的主症。胁下偏痛，发热为次要症状。寒邪入里，阳气不通，气血凝滞，故腹痛，手足不温；寒实内结，肠失传化，故大便秘结；寒实之邪，阻滞气机，气道不畅，故胁下偏痛；阳气闭郁，故微发热；冷积内停，故苔白腻，脉弦紧。现代常用于治疗肠梗阻、胆囊炎、胆石症、阑尾炎、慢性胰腺炎、胆道蛔虫症、毛细胆管型肝炎、胃下垂、慢性细菌性痢疾、阿米巴肝脓肿、尿路结石、肾功能衰竭、消化性溃疡、睾丸肿痛、附睾结核、坐骨神经痛、牙痛、湿疹、梅尼埃病、红斑狼疮、过敏性紫癜、药物过敏性皮炎等。若胃痛隐隐、大便色黑，加炮姜、三七、白及；腹痛较重、喜温喜按，加桂枝、白芍；寒疝腰胯偏痛，加肉桂、小茴香；腹部胀满，加厚朴、木香；阴黄，加茵陈、茯苓、白术；肠痈，加牡丹皮、红藤、败酱草、薏苡仁；胆道蛔虫症，加乌梅、槟榔、苦楝根皮；体虚或积滞较轻，可用制大黄；体虚较甚，加黄芪、党参。

使用本方，大黄剂量一般不能超过附子。

现代药理研究表明，本方水煎液对家兔离体肠管在小量时呈现明显的兴奋作用，在大量时既未见兴奋作用明显增强，也未见有抑制作用。

【同名方】《温病条辨》大黄附子汤　组成、功用与本方略同，唯大黄与熟附子同量。主治寒疝，脉弦紧，胁下偏痛，发热者。

活血润燥丸

【方源】《寿世保元》

【组成】当归 60 克　生地黄 30 克　熟地黄 30 克　火麻仁 45 克　枳壳 21 克　杏仁 15 克

【用法】上药研为细末，炼蜜为丸，如梧桐子大。每服 9 克，空腹时用温开水送下，日服 1～2 次。亦作汤剂水煎服，用量按原方比例酌情。

【功效】养血滋阴，润燥通便。

【主治】血虚肠燥，大便秘结。

【方解】本方中当归、熟地黄、生地黄养血滋阴，润燥通便；枳壳下气宽肠而助通便；火麻仁、杏仁润肠通便。诸药配伍，共奏养血滋阴，润燥通便之功。

【按语】本方以面色无华、便结难下、脉细涩为辨证要点。现代常用于治疗习惯性便秘、热病后津枯便秘、老年与产后血虚便秘等。如血虚较重，加桑椹、何首乌；津液耗伤，加麦冬、元参。

【同名方】《兰室秘藏》活血润燥丸　由大黄、防风、当归、羌活、皂角仁（烧存性）、麻子仁、桃仁组成。功能润肠通便，活血祛风。主治血秘风秘，大便燥结。

麻子仁丸（又名脾约丸、麻仁丸）

【方源】《伤寒论》

【组成】火麻仁（麻子仁）20 克　芍药 9 克　枳实 9 克　大黄 12 克　厚朴 9 克　杏仁 10 克

【用法】上药为末，炼蜜为丸，每服 9 克，日服 1～2 次，温开水送服。亦可作汤剂，水煎服。

【功效】润肠通便。

【主治】脾约证。症见肠胃燥热，大便秘结，小便数多，舌红苔黄，脉数。亦可用于治疗痔疮便秘。

【方解】本方主证是大便硬，小便数，属脾约便秘。脾主为胃行其津液，今胃中燥热，脾受约束，津液不得四布，而下输膀胱，故小便频数；肠失濡润，故见大便干。

方中麻子仁润肠通便，为君药。杏仁降气润肠，白芍养阴和里，共为臣药。大黄、枳实、厚朴即小承气汤，泻热除满，消痞通便，泻胃肠有余之燥热，为佐药。白密为使药，与白芍同用，可减缓小承气汤攻下之力，使泻而不峻，润而不腻。原方只服十丸，以次渐加，说明本方意在缓下。

【按语】本方以小便频数、大便干结为辨证要点。现代常用于治疗老人与女性产后肠燥便秘、习惯性便秘、痔疮便秘、肛门疾病手术后、蛔虫性肠梗阻、神经性尿频等。如津液已伤，加生地黄、麦冬、玄参；气虚，加黄芪、党参；血虚，加当归、熟地黄、生何首乌；神经性尿频，加覆盆子、桑螵蛸；痔疮出血，加地榆、槐花；热结较甚，加芒硝；蛔虫性肠梗阻，加乌梅、槟榔、陈皮。

血少津亏引起的便秘，不宜使用本方；孕妇禁用。

【同名方】

1.《儒门事亲》麻仁丸　由郁李仁、火麻仁、大黄、山药、槟榔、防风、枳壳、木香、羌活组成。功能润肠通便。主治大便涩滞不畅。

2.《太平惠民和剂局方》麻仁丸　由火麻仁、槟榔、枳壳、菟丝子、山药、防风、车前子、山茱萸、肉桂、木香、羌活、郁李仁、大黄组成。功能润肠通便。主治冷热蕴结，大便秘结，津液耗少。

【附方】

1. 麻仁滋脾丸（《常用中成药》）　本方加郁李仁、当归组成。功能润肠通便。主治肠胃燥结，腹胀满，大便不通，或产后、病后津枯肠燥之便秘。

2. 加味麻仁丸（《证治准绳》）　本方枳实改为枳壳，加当归、槟榔、南木香、麝香组成。功能通便润肠。主治关格，大小便不通。

第八章
理血方

凡是以活血祛瘀药或止血药为主，组成具有促进血行、消散瘀血作用的方剂，叫作理血方。

血分病包括血瘀、血溢（出血）、血虚三种。血瘀宜活血，血溢宜止血，血虚宜补血。本章重点介绍活血方。

活血方主要以活血通脉、祛瘀除滞为主，用于蓄血证及瘀血证，包括痛经、闭经、干血痨、癥瘕、外伤瘀血等。现临床广泛用于心血管疾患、慢性肝炎、肝硬化、溃疡病、脑血管意外及其后遗症、关节炎、外伤、肿痛及妇科疾病等。瘀血证常有以下特点：疼痛多如针刺，部位固定；面色黯滞，目眶黯黑，肌肤甲错，粗糙干涩；脉沉细或涩；舌边紫或有瘀斑。

根据"气为血之帅，气行则血行"的理论，活血方多由活血祛瘀药（如川芎、丹参、桃仁、红花等）与行气药（如香附、木香、青皮等）和温里祛寒、温经通脉药（如干姜、肉桂等）组配成方。

桃核承气汤（又名桃仁承气汤）

【方源】《伤寒论》
【组成】桃仁 12 克　大黄 12 克　桂枝 6 克　炙甘草 6 克　芒硝 6 克
【用法】水煎服。
【功效】泻热逐瘀。
【主治】下焦蓄血。症见少腹急结，小便自利，谵语烦渴，至夜发热，甚则其人如狂；或血瘀经闭，痛经，脉沉实或涩。
【方解】本方由调胃承气汤（大黄、甘草、芒硝）减芒硝用量加桂枝、桃仁组成。方中大黄下瘀泻热，桃仁破血祛瘀，二者合用，直达病所，瘀热并治，共为君药。芒硝咸寒软坚，助大黄攻逐瘀热，桂枝通行血脉，助桃仁破血祛瘀，又防寒药遏邪凝瘀之弊，共为臣药。炙甘草益气和中，缓诸药峻烈之性，以防逐瘀伤正，为佐药。五药配伍，有通便泻热，破血下瘀之功。

【按语】本方以脉沉实或涩、少腹急结为辨证要点。现代常用于治疗月经不调、痛经、闭经、急性盆腔炎、产后恶露不下、肠炎、肠梗阻、痢疾、肝炎、泌尿系结石、高血压、动脉硬化症、血小板减少性紫癜、精神分裂症、糖尿病、跌打损伤、头痛牙痛、血热吐衄等。若见少腹拘急明显，加重桂枝用量，或加乌药；大便稀，去芒硝；小便不畅，加泽泻、车前子；产后恶露不下，加蒲黄、五灵脂；鼻衄或吐血紫黑，加生地黄、白茅根；由瘀血所致痛经、闭经，加当归、红花；兼有气滞，加香附、乌药、青皮；治精神病，加红花；治痢疾，加黄芩、黄连、木香。

表证未解者，应先解表，而后再用本方。孕妇禁用。

现代药理研究证实，本方加生地黄、黄芪、玄参、麦冬有预防动脉硬化、降血脂、降血糖的功效。

【同名方】

1.《校注妇人良方》桃仁承气汤　由大黄、桃仁、甘草、肉桂组成。功能泻下瘀热。主治瘀血小腹急痛，大便不利；或血结胸中，手不敢近腹；或谵语发狂，通体发黄，小便自利。

2.《重订通俗伤寒论》桃仁承气汤　由五灵脂、桃仁、蒲黄、生地黄、大黄、芒硝、甘草、犀角（现用水牛角代）组成。功能泻下瘀热。主治下焦瘀热，热结血室，口发狂语，小腹窜痛，带下如注，腰痛如折。

3.《温疫论》桃仁承气汤　由芒硝、桃仁、大黄、当归、芍药、牡丹皮组成。功能破血下瘀，凉血清热。治瘀血内留，夜热尤甚者。

4.《幼幼集成》桃仁承气汤　由大黄、桃仁、红花、甘草、桂枝组成。功能破血下瘀。主治妇女经闭日久。

补阳还五汤

【方源】《医林改错》

【组成】黄芪 120 克　当归尾 6 克　赤芍 6 克　地龙 3 克　红花 3 克　桃仁 3 克　川芎 3 克

【用法】水煎服。

【功效】补气，活血，通络。

【主治】气虚血瘀之中风。症见半身不遂，口眼㖞斜，语言謇涩，口角流涎，下肢痿废，小便频数或遗尿不禁，苔白，脉缓。

【方解】方中重用生黄芪，大补元气而起痿废，使气旺血行，祛瘀而不伤正，为君

第八章　理血方　85

药。配以当归尾活血和血，化瘀不伤好血，为臣药。地龙长于行散走窜，通经活络，配合生黄芪力专而行走，周行全身，川芎、赤芍、红花、桃仁助当归尾活血祛瘀，均为佐药。诸药配伍，气旺则血行，瘀化则络通，诸症自可渐愈。

方中生黄芪虽需重用，但宜先从小量（30克）开始，然后逐渐加量至120克，见微效时，日服2剂，服5~6日后，改每日1剂。

【按语】本方以半身不遂、舌淡苔白、脉缓无力为辨证要点。人体的阳气分布周身，左右各得其半，若气亏十去其五，归并一侧，半身失去濡养，则半身不遂，口眼㖞斜；脾开窍于口，涎为脾之液，元气亏虚，脾气约束无力，则口角流涎；气虚血瘀，舌本失养，则语言謇涩；气虚固摄失职，则小便频数，甚或遗尿不禁；舌黯淡，苔白，脉缓均属气虚血瘀之征。本方病机为正气亏虚，瘀血内阻，即王清任所说"因虚致瘀"。治宜大补元气，活血通络。现代常用本方治疗脑血管病、面神经麻痹、小儿麻痹后遗症、坐骨神经痛、脑震荡后遗症、神经炎、冠心病、急性心肌梗死、风湿性心脏病、肾病综合征、肝硬化、糖尿病、肺气肿、头痛、失眠、多寐、无脉症、雷诺病、阳痿、前列腺肥大、乳房肿块、痛经、产后发热、不孕症等。若见口眼㖞斜，加蜈蚣、全蝎、白附子；言语不利，加石菖蒲、郁金、远志；口角流涎，加橘红、石菖蒲；半身不遂，日久不复，加土鳖虫、水蛭；痰浊盛，加竹沥、天竺黄、天南星；高血压头痛，加菊花、石决明、珍珠母；血脂偏高，加山楂、麦芽；心烦失眠，加酸枣仁、夜交藤；肢体痿软，加虎骨（用狗骨代）、熟地黄；肌肉萎缩，加鹿角胶、阿胶。

现代药理研究证实，本方具有扩张血管，解除平滑肌痉挛，降低血液黏度，抗血栓、降压、降脂、强心、抗炎，提高免疫功能，促进损伤神经元修复等多种作用。

血府逐瘀汤

【方源】《医林改错》

【组成】桃仁12克　红花9克　当归9克　生地黄9克　川芎5克　赤芍6克　牛膝9克　桔梗5克　柴胡3克　枳壳6克　甘草3克

【用法】水煎服。

【功效】活血祛瘀，行气止痛。

【主治】胸中血瘀。症见胸痛，头痛日久不愈，痛如针刺而有定处，或呃逆日久不止，或饮水即呛，干呕，或内热烦闷，或心悸心慌，或夜不能睡，或夜不安宁，或急躁善怒，或入暮渐热，舌质黯红，舌边有瘀斑或舌面有瘀点，唇黯或两目黯黑，脉涩或弦紧。

【方解】本方为治疗血瘀胸中的常用方。方中桃仁、红花活血祛瘀，为君药。赤芍、川芎、当归助桃、红活血养血，为臣药。柴胡疏肝解郁，调畅气机；枳壳下气除痞，开胸行气；桔梗开宣肺气，载药上行；牛膝通行血脉，引血下行；四药相配，升降并用，使清者升，浊者降，血行而气行。生地黄清热凉血，清心除烦，配当归能养血润燥。上五味共为佐药。甘草调和诸药，为使药。

【按语】胸痛，痛如针刺而有定处，舌边有瘀斑，舌质黯红，舌面有瘀点，两目黯黑，唇黯，脉涩或弦紧为本方主症，属胸中血瘀。内热烦闷，夜热尤甚，心悸失眠为兼血瘀化热之征，急躁善怒为兼肝郁气滞之征。头痛，呃逆日久不止，饮水即呛，干呕等均为次要症状。血瘀气滞，肝失调达，故急躁易怒；胸中瘀血，阻滞气机，不通则痛，故胸痛日久不愈；瘀血内阻，清阳不升，故头痛；血瘀气滞，郁而化热，热郁血分，上扰心神，故内热烦怒、心悸失眠；瘀血停滞于某处，血行受阻，故痛如针刺而有定处；瘀热犯胃，胃失和降，故见呃逆、饮水即呛、干呕；瘀血久停，新血不生，肌肤失养，故舌黯或两目黯黑；舌边有瘀斑，舌面有瘀点，脉涩均为瘀血内停之象。本方常用于治疗冠状动脉粥样硬化性心脏病、风湿性心脏病、高血压、心律失常、高脂血症、肋软骨炎、胸部挫伤之胸痛以及神经官能症、脑震荡后遗症、脑动脉硬化症、精神分裂症、慢性肝炎、肝硬化、慢性胰腺炎、呃逆、肾病综合征、乳糜尿、性功能障碍、粘连性肠梗阻、盆腔炎、痛经、子宫内膜异位症、乳腺增生、更年期综合征、过敏性紫癜、哮喘、甲状腺功能亢进症等，证属血瘀气滞者。

【附方】变通血府逐瘀汤（《岳美中老中医治疗老年病的经验》） 即本方去生地黄、赤芍、甘草，加桂心、瓜蒌、薤白组成。功能活血祛瘀，行气止痛。主治老年人心痛、胸痹。

活络效灵丹

【方源】《医学衷中参西录》
【组成】当归 15 克　丹参 15 克　生明乳香 15 克　生明没药 15 克
【用法】上四味作汤服。若为散，一剂分作四次服，温酒送下。
【功效】活血祛瘀，通络止痛。
【主治】气血凝滞。症见心腹疼痛，或腿臂疼痛，或跌打瘀肿，或内外疮疡，以及癥瘕积聚等。

【方解】方中当归辛甘而温，为血中之气药，消肿止痛，补血活血，且化瘀而不伤正，配以丹参，加强活血祛瘀之力。没药、乳香皆为活血止痛之良药，配合使用，有助于活血祛瘀之功，还能增行血止痛之效，且能消痈散结。四药并用，有活血通络止痛之效。正如原书所言："此方于流通气血之中，大具融化气血之力，治内外疮疡，心腹四肢疼痛，凡病之由于气血凝滞者，恒多奇数。"

【按语】本方所治之证均由血瘀气滞、脉络瘀阻引起，故治宜活血祛瘀，通络止痛。令脉络畅通，血活气行，则淤散肿消，心腹腿臂之痛可止。现代常用本方治疗子宫肌瘤、闭经、经行吐衄、冠心病心绞痛、坐骨神经痛、跌打损伤、脑震荡后遗症、脑血栓、血栓闭塞性脉管炎、乳腺炎等。若见瘀块明显，加三棱、莪术、桃仁、赤芍；臂痛，加片姜黄、独活；腿痛，加牛膝、威灵仙；外伤瘀痛，加三七；疮疡红肿，加金银花、连翘、蒲公英；疮疡属阴者，加肉桂、鹿角霜。

体虚者慎用，孕妇禁用。

现代药理研究证实，本方具有镇痛、抗凝血、抗菌消炎功能；可改善微循环，增加血流量，促进吞噬细胞消除抗原，达到抑制免疫反应的目的。

【附方】

1. 加减活络效灵丹[《江苏中医杂志》，1985，（9）：24] 即本方去当归，加桃仁、赤芍、花蕊石、槐花组成。功能活血祛瘀，凉血止血。主治宫外孕已破损。

2. 活络祛寒汤（《医学衷中参西录》） 即本方加黄芪、桂枝、生白芍、生姜组成。功能活血散寒，止痛，温经。主治经络受凉，四肢抽搦。

3. 宫外孕Ⅰ号方（山西医学院附属一院中西医结合治疗小组经验方） 由赤芍、丹参、桃仁组成。功能活血祛瘀，消癥止痛。主治宫外孕已破损。

4. 宫外孕Ⅱ号方（山西医学院附属一院中西医结合治疗小组经验方） 由赤芍、丹参、桃仁、三棱、莪术组成。功能活血祛瘀，消癥散结。主治宫外孕已破损。

桃红饮

【方源】《类证治裁》

【组成】桃仁9克 红花9克 当归尾9克 川芎9克 威灵仙9克

【用法】水煎服。

【功效】活血祛瘀，祛风利痹。

【主治】痹证日久，瘀血阻滞所致肢节疼痛。

【方解】方中红花、桃仁、归尾、川芎活血祛瘀，为君药；威灵仙祛风除痹，为臣药。本方活血为主，血行风自灭，痛自止，本方有活血祛瘀，祛风利痹之功效。

【按语】主要用于治疗各种痹证。临床应用以肢节疼痛，为其辨证要点。原方用麝香少许，以药汁冲服，但现今临床少用。

临床若见腰痛，加桑寄生、狗脊等；气虚，加黄芪、党参；寒盛，加附子、鹿角片、仙灵脾；筋络不利，加伸筋草、络石藤、海风藤。

孕妇禁用，血热者慎用。

趁痛丸

【方源】《朱氏集验方》

【组成】麝香3克 没药12克 五灵脂15克 川乌1个 赤芍15克

【用法】上药共研细末，酒糊为丸，每服1～3克，空腹温酒或温开水送服。

【功效】活血散瘀，蠲痹止痛。

【主治】腰背疼痛。

【方解】方中川乌除痹止痛；麝香芳香走窜，透筋骨，利脉络；没药、五灵脂、赤芍活血散瘀，助其止痛之力。诸药配伍，使瘀血散、痹阻通，有止痛化瘀之效。

【按语】本方以痹痛剧烈、痛有定处为辨证要点。现代常用于治疗颈椎综合征、腰椎骨质增生、胸部闭合性创伤、氟骨症等。治骨质增生，加炙马钱子、三七；治氟骨症，去麝香，加麻黄、白芥子、乳香、土鳖虫、全蝎；治胸部闭合性创伤，加肉桂、丁香。

女性月经期慎用，孕妇禁用。

【附方】

1. 趁痛散（《丹溪心法》） 由没药、桃仁、乳香、红花、当归、羌活、地龙、牛膝、甘草、香附、五灵脂组成。功能活血止痛。主治历节痹痛。

2. 趁痛散（《校注妇人良方》） 由炙甘草、牛膝、薤白、当归、桂心、白术、黄芪、独活、生姜组成。功能活血止痛、祛风散寒。主治产后骨节疼痛，四肢不举，发热头重。

延胡索汤

【方源】《济生方》

【组成】当归15克 延胡索15克 蒲黄15克 赤芍15克 官桂15克 姜黄15克 乳香9克 没药9克 木香9克 炙甘草7克

第八章 理血方

【用法】上药共为粗末，每服 12 克，加生姜 7 片，水煎去渣，食前服。亦可用饮片，作汤剂，水煎服。

【功效】活血祛瘀，行气止痛。

【主治】气滞血瘀，脘腹作痛，或连腰胁或引背膂，上下攻刺，甚作搐搦，或月经不调等。

【方解】方中赤芍、当归、蒲黄活血祛瘀；延胡索、姜黄、乳香、没药活血止痛；木香行气止痛；官桂温中散寒。全方有活血祛瘀，行气止痛的功效。

【按语】本方以月经不调，心腹诸痛，或痛连背膂，上下攻刺，甚至发搐为辨证要点。现代常用于治疗月经不调、痛经、胆囊炎、肝炎、胃脘痛等。若见月经不调、伴小腹空坠者，加黄芪、党参；瘀血明显，加桃仁、红花；瘀久化热、恶露臭秽者，加蚤休、蒲公英。

气血虚弱者及孕妇慎用。

【附方】

1. 延胡索散（《校注妇人良方》） 由桂心、当归、延胡索组成。功能行气止痛，温经活血。主治血寒痛经。

2. 延胡索散（《证治准绳》） 由延胡索、琥珀、当归、炒蒲黄、赤芍、桂心、红花组成。功能活血止痛。主治产后腹痛。

3. 延胡索散（《济阴纲目》） 即本方去姜黄、木香、甘草组成。功能调经止痛，理气活血。主治妇人血瘀气滞，脘腹胀痛，或经行腹痛。

四制香附丸

【方源】《景岳全书》

【组成】香附 500 克　熟地黄 120 克　白芍 120 克　当归 120 克　川芎 120 克　陈皮 90 克　白术 90 克　甘草 30 克　黄柏 30 克　泽兰 90 克

【用法】上药研末，酒糊为丸，每服 6 克，日服 2~3 次。

【功效】养血行瘀，顺气调经。

【主治】血虚气滞，月经不调，经期腹痛等。

【方解】方中当归、白芍、川芎、熟地黄养血活血，香附疏肝理气，共为君药。泽兰活血祛瘀，为臣药。陈皮、白术、甘草健脾化湿，以滋化源；黄柏清热利湿，共为佐药。甘草调和诸药兼为使药。诸药合用，有养血行瘀，顺气调经之功效。

【按语】本方以女子月经不调，乳房作胀结块、腹胀腹痛，或胸胁胀痛，舌黯脉弦为辨证要点。现代常用于治疗月经不调、痛经、经前期紧张综合征、胁痛、带下病、乳腺增生症等。若瘀血明显，加三棱、莪术、丹参、三七；胁胀腹痛明显，加郁金、青皮、柴胡、枳实；癥块坚硬，加鸡内金、浙贝母、牡蛎、人参鳖甲煎丸；寒证明显，加桂枝、干姜；气虚，加黄芪、党参、山药；热证明显，加黄芩、黄连、红藤、败酱草、白花蛇舌草；疼痛剧烈，加乳香、失笑散、没药。

【同名方】《济阴纲目》四制香附丸　将香附分成四等分，分别以盐、酒水、童便、醋浸三日，焙干为末，醋糊为丸。功能止痛理气，疏肝调经。主治肝气郁滞所致的月经不调、乳胀、痛经等。

【附方】七制香附丸（《集验良方》）　由本方去泽兰、黄柏、甘草，加砂仁、黄芩组成。功能调经养血，舒郁和肝。主治气血凝滞之胸满腹痛，经期不调，倦怠食少，赤白带下，烦躁，头晕等。

第九章
开窍方

以辛香走窜药物为主组成，具有开窍醒神作用，用于治疗窍闭神昏证的方剂，称为开窍方。

窍闭神昏之证，多由邪气壅盛，蒙蔽心窍所致，按其证候有热闭与寒闭的不同。故治法有凉开与温开两类。

凉开法　具有凉心开窍、清热解毒的作用，适用于温邪热毒内陷心包的热闭证。症见高热、神昏、谵语、抽搐等。其他如感触秽恶之气，突然昏倒，不醒人事，伴有热象者亦可选用。常用辛窜开窍，清热解毒的药物，如犀角（现用水牛角代）、牛黄、冰片、黄连、石膏等。代表方剂有安宫牛黄丸、紫雪丹、至宝丹等。

温开法　具有温通、开窍、化痰、解郁的作用。适用于寒邪或痰浊内闭而见突然昏倒，牙关紧闭，痰涎壅盛，苔白，脉迟的寒闭证。常用芳香开窍，温行化浊的药物，如苏合香、丁香、青木香、麝香等。代表方剂有苏合香丸、紫金锭等。

此外，还有辟秽解暑开窍的方剂，用于中暑昏厥、上吐下泻，如行军散、卫生防疫宝丹、红灵丹。亦有清热化痰，镇痉开窍之方剂，如小儿回春丹、猴枣散、抱龙丸等。

开窍方使用注意事项如下。

1. 首先分清是热闭或寒闭，正确运用凉开法或温开法；无论凉开法还是温开法，只适用于邪气盛实的闭证，对于大汗肢冷、神昏气微等虚脱证，以及阳明腑实证，则不宜使用。

2. 本类方剂药大部分气味芳香，善于辛散走窜，只可暂用，不可久服，以防损伤正气。故临床上多作为急救药品，为治标之法。

3. 本类方剂大多为丸、散成药，用时可用温开水化服或鼻饲，不宜加煎煮。

安宫牛黄丸

【方源】《温病条辨》

【组成】牛黄30克　郁金30克　犀角（现用水牛角代）30克　黄连30克　黄

芩 30 克　山栀子 30 克　朱砂 30 克　雄黄 30 克　梅片 7.5 克　麝香 7.5 克　珍珠 15 克

【用法】原方为极细末，炼老蜜为丸，每丸一钱，金箔为衣，蜡护。脉虚者人参汤下，脉实者金银花、薄荷汤下，每服一丸。大人病重体实者，日再服，甚至日三服；小儿服半丸，不知，再加半丸。

现代用法：共为极细末，炼蜜为丸，金箔为衣（或有不用者），每丸 3 克。每服一丸，日服 1 次，水调服。小儿 3 岁以内一次 1/4 丸，4~6 岁一次 1/2 丸，一日 1 次或遵医嘱。

【功效】清热解毒，豁痰开窍。

【主治】温热病，热邪内陷心包。症见高热烦躁，神昏谵语，舌謇肢厥，舌赤中黄浊，口气重；亦治中风窍闭、小儿惊厥属痰热内闭者。

【方解】热毒内陷，必以清解心包热毒为主，但痰热相搏，痰浊不除，热邪难清，故欲清心包之热邪，则应开泄痰浊之闭塞。方中牛黄清心解毒，息风定惊，豁痰开窍，一药三用；犀角（现用水牛角代）清热凉血，解毒定惊；麝香芳香走窜，开窍醒神，共为君药。黄连、黄芩、山栀子清热解毒，使邪热一齐俱散，以上为臣药。冰片；郁金芳香辟秽，以加强麝香开窍醒神之功；雄黄助牛黄以劫痰解毒；朱砂、珍珠清热镇心安神；金箔入心经，镇心坠痰，共为佐药。蜂蜜调和诸药，为使药。诸药配伍，有清热解毒，豁痰开窍之功。心包乃心之宫城，《灵枢·邪客》说："心者，五藏六府之大主也，精神之所舍也，其藏坚固，邪弗能容也。容之则心伤，心伤则神去，神去则死矣。故诸邪之在于心者，皆在于心之包络。"本方能清心包之热，又因以牛黄为主药，制成此药丸，故名安宫牛黄丸。

【按语】本方以神昏谵语、高热烦躁、舌红或绛为辨证要点。现代常用于治疗流行性脑脊髓膜炎、中毒性菌痢、乙型脑炎、中毒性肺炎、肝性昏迷、脑血管意外、尿毒症、颅脑损伤、黄疸型肝炎，以及感染或中毒所致的高热等。如有腑实，腹部硬痛，大便秘结，再加生大黄。脉实者，薄荷、金银花汤下；脉虚者，人参汤下。

孕妇禁用。

现代药理研究证实，本方有抗惊厥、镇静、清热、抗炎、复苏等功能，对细菌性及内毒素性脑损伤的脑细胞有保护作用，并有调节心血管的功能。

【附方】

1. 牛黄膏（《太平惠民和剂局方》）　由牙硝、海蛤粉、朱砂、人参、雄黄、冰片、金箔、甘草、银箔、牛黄组成。功能清热化痰，息风定惊。主治小儿痰热惊风，咳嗽，痫搐。

2. 牛黄金虎丹（《太平惠民和剂局方》）　由白矾、天雄、天竺黄、天南星、腻粉、生龙脑、牛黄、金箔、雄黄组成。功能清热息风，化痰开窍。主治中风，项背强直，筋脉拘急，口噤失音，面黑鼻干，遍身壮热，汗出如油，心神迷闷，目瞪唇青，形态如醉，痰多，喉中如拽锯。

3. 牛黄膏(《小儿药证直诀》) 由甘草、雄黄、甜消、朱砂、寒水石、龙脑组成。功能清热镇惊。主治小儿惊热。

4. 牛黄承气汤(《温病条辨》) 即以安宫牛黄丸2丸化开，加入生大黄末9克制成。功能清热解毒，攻下，开窍。主治热入心包，饮不解渴，神昏谵语，兼有腑实。

5. 牛黄散(《证治准绳》) 由麝香、牛黄、犀角屑(现用水牛角代)、羚羊角屑、龙齿、防风、天麻、独活、沙参、人参、茯神、升麻、甘草、远志、白鲜皮、天竺黄、龙脑、朱砂、铁粉、麦冬组成。功能镇惊安神，芳香开窍。主治心脏中风，恐惧，恍惚，语言混乱，闷乱不得睡卧。

6. 牛黄铁粉丹(《御药院方》) 由腻粉、朱砂、牛黄、生犀末(现用水牛角代)、樟脑、铅白霜、雄黄、铁粉、天南星、川甜消、人参、金箔、银箔组成。功能息风化痰，镇惊开窍。主治中风痰盛，言语不清，精神昏聩，手足不遂，诸药无效者。

7. 醒脑静注射液(《全国中药成药处方集》) 即由本方去犀角(现用水牛角代)、牛黄、珍珠等配成注射液。功能、主治与本方同。

8. 安宫牛黄散(《上海中成药临床实用手册》) 即本方犀角改水牛角，配成散剂。功能、主治与本方同。

牛黄抱龙丸

【方源】《明医杂著》

【组成】天竺黄30克　牛黄3克　雄黄3克　朱砂15克　麝香15克　胆南星120克

【用法】上药研末，炼蜜为丸，每丸重1.5克。周岁以内每服半丸，1～2岁每服1丸，3岁以上小儿每服2丸，温开水送下。

【功效】镇惊息风，化痰开窍。

【主治】小儿急惊。症见手足抽搐，口噤神昏，谵言狂语，或喘促不安，身热气粗，舌红苔黄浊，脉弦滑数。

【方解】方中天竺黄、胆南星清热化痰，息风镇痉；牛黄清热解毒，祛痰开窍；麝香芳香开窍；朱砂安神镇惊；雄黄解毒祛痰。诸药并用，共奏镇惊息风，化痰开窍之功。

【按语】本方主要治疗小儿痰热惊厥。方用天竺黄、胆南星、牛黄等清热豁痰药，与麝香、朱砂开窍安神药合用，为其配伍特点。临床应用以小儿惊风、四肢抽搐、口噤颈强、神志昏迷、痰鸣气促、谵言狂语、身热、舌红苔黄浊、脉弦滑数为辨证要点。

临床若见风热外袭症状明显者，可用薄荷煎汤化服本品；四肢抽搐明显者，可用钩藤煎汤化服本品；身热躁乱明显者，可用灯心草煎汤化服本品。

脾胃虚寒之慢惊风，非本方所宜。

【同名方】《医学入门》牛黄抱龙丸　由雄黄、胆南星、人参、朱砂、茯苓、僵蚕、钩藤、牛黄、天竺黄、麝香、甘草、金箔组成。功能清热祛痰息风，定神开窍。主治小儿急慢惊风，手足抽搐，痰多壅溢，神志不清，气促脉细，肢体痉挛等。

琥珀抱龙丸

【方源】《幼科发挥》

【组成】琥珀45克　天竺黄45克　檀香45克　人参45克　茯苓45克　枳实30克　枳壳30克　胆南星30克　山药30克　朱砂15克　甘草90克

【用法】上药共研为细末，腊雪水（如无，取新汲水或长流水）为丸，芡实大，约重1.5克，阴干，金箔为衣，每服1丸，薄荷煎汤送下。

【功效】清热化痰，镇惊安神。

【主治】小儿惊风，瘟疫邪热，烦躁不宁，痰嗽气急，及疮疹欲出发搐。

【方解】方中朱砂镇心安神，琥珀定惊安神，为君药。辅以天竺黄、胆南星清热化痰，息风定惊；枳实、檀香、枳壳调节气机，使气畅痰祛，痰热不致内生；茯苓、人参、山药补气宁神；甘草调和诸药。诸药配伍，共奏清热化痰，镇惊定神之功。

【按语】本方以小儿惊风、神昏烦躁、身热面红、痰鸣气急、舌红苔黄浊、脉弦滑数为辨证要点，现代常用于治疗小儿高热惊风、流行性脑脊髓膜炎、流行性乙型脑炎等。

脾肾阳虚之慢惊风者，禁用本方。

【同名方】

1.《全国中药成药处方集》琥珀抱龙丸　本方由琥珀、牛黄、雄黄、赤茯苓、胆南星、全蝎、朱砂、天竺黄、麝香、僵蚕组成。功能清热化痰，镇惊息风。主治内热痰盛，咳喘气粗，惊风抽搐，昏厥不醒。

2.《证治准绳》琥珀抱龙丸　本方由牛黄、天竺黄、雄黄、朱砂、麝香、胆南星、琥珀、茯苓、僵蚕、钩藤、甘草组成。功能清热祛痰，镇惊息风开窍，安神。主治内热痰盛，项强口哑，惊风抽搐，神昏。

紫雪

【方源】《外台秘要》

【组成】石膏1500克　寒水石1500克　滑石1500克　元参500克　升麻500克　犀角屑（现用水牛角代）150克　羚羊角屑150克　青木香150克　沉香150克　炙甘草240克　丁香30克　朴硝5000克　硝石1000克　磁石1500克　麝香1.5克　朱砂90克　黄金3100克

【用法】散剂。每服1.5~3克，日服1~2次，开水送服。

【功效】清热开窍，镇痉安神。

【主治】温热病，热邪内陷心包。症见壮热烦躁，昏狂谵语，口渴唇焦，尿赤便闭，甚至痉厥，舌赤无苔，以及小儿热盛惊厥。

【方解】方中寒水石、石膏清热去火；除烦解渴，滑石寒能祛热，滑能开窍，引邪热从小便而去，三石合用，以退壮热而祛烦渴，为臣药。羚羊角凉肝息风，犀角（现用水牛角代）清心凉血解毒，善透包络邪热，羚、犀并用，为治心营热炽之良药；麝香辛温走窜，芳香开窍，上述诸药，为方中君药。黄金、磁石、朱砂重镇安神；升麻清火解毒，元参滋阴清热、凉血；沉香、木香、丁香行气化浊，以助麝香芳香开窍；硝石、朴硝通便泻火，导邪热从大便而出，以上诸药，均为方中佐药。使以甘草调药和中。诸药配伍，有清热解毒，息风定惊开窍之效。药成霜雪色紫，其性大寒，故名之曰"紫雪"。

【按语】本方以神昏、高热、妄语、口渴唇干、抽搐、脉弦数为辨证要点。现代常用于治疗流行性乙型脑炎，流行性脑脊髓膜炎，病毒性脑膜脑炎，斑疹伤寒，猩红热，中毒性菌痢，急性白血病高热，小儿高热惊厥，麻疹，尿毒症昏厥等；还可用于治疗精神分裂症，癫痫，肺结核咯血及过敏性哮喘等。若见尿毒症昏厥，用黑大豆、大黄、六月雪、茯苓等煎汤服用；中毒性菌痢，用白头翁汤煎汤送服；流行性乙型脑炎，用清瘟败毒饮等煎汤服用。精神分裂症，用石菖蒲、远志、胆南星、丹参等煎汤送服。

孕妇禁用。

【同名方】

1.《温病条辨》紫雪丹　由本方去黄金组成。功能、主治与本方同。

2.《普济本事方》紫雪丹　由本方去犀角（现用水牛角代）、黄金、沉香组成。功能、主治与本方同。

3.《千金翼方》紫雪 由本方去滑石组成。功能、主治与本方同。

【附方】

1. 红雪(《太平圣惠方》) 本方由羚羊角屑、川朴硝、川升麻、黄芩、枳壳、赤芍药、人参、淡竹叶、甘草、木香、槟榔、葛根、桑白皮、大青、蓝叶、木通、栀子、苏枋、朱砂、麝香组成。功能清热解毒，开窍安神，解热破积。主治伤寒烦躁，温瘴脚气，头昏目花，湿热黄疸，口鼻生疮，喉痹重舌，肠痈。

2. 紫雪散(《医宗金鉴》) 由羚羊角、犀角（现用水牛角代）、石膏、升麻、寒水石、元参、甘草、沉香、木香、朱砂、朴硝、冰片、金箔组成。功能清热散毒。主治喉咙肿痛。

3. 新雪丹(《方剂学》) 由石膏、磁石、牛黄、珍珠层粉、穿心莲、寒水石、硝石、龙脑、栀子、竹叶卷心、升麻、沉香组成。功能清热解毒。主治温邪热毒所引发的高热、喉嗽、喉咙肿痛等症。

4. 碧雪散(《丹台玉案》) 由青黛、芒硝、石膏、甘草、寒水石、马牙硝、牛黄组成。主治一切积热，口舌生疮，咽喉肿痛，心中狂躁，以及天行时疫发狂昏聩等症。

5. 碧雪(《太平惠民和剂局方》) 由青黛、芒硝、石膏、寒水石、朴硝、硝石、马牙硝、甘草组成。功能清热去火解毒。主治一切积热，口舌生疮，咽喉肿痛，心中狂躁，以及天行时疫发狂昏聩等症。

小儿回春丹

【方源】《敬修堂药说》

【组成】川贝母 37.5 克 陈皮 37.5 克 木香 37.5 克 白豆蔻 37.5 克 枳壳 37.5 克 法半夏 37.5 克 沉香 37.5 克 天竺黄 37.5 克 僵蚕 37.5 克 全蝎 37.5 克 檀香 37.5 克 牛黄 12 克 麝香 12 克 胆南星 60 克 钩藤 240 克 大黄 60 克 天麻 37.5 克 甘草 26 克 朱砂适量

【用法】上为小丸，每丸重 0.09 克，口服，周岁以下，每次 1 丸；1~2 岁，每次 2 丸，每日 2~3 次。

【功效】开窍定惊，清热化痰。

【主治】小儿急惊，痰热蒙蔽。发热烦躁，神昏惊厥，或反胃呕吐，夜啼吐乳，痰嗽哮喘，腹痛泄泻。

【方解】方中牛黄清热祛毒，息风定惊，豁痰开窍；麝香芳香通窍；川贝母、胆南星、天竺黄、法半夏清热除痰。以上六药配伍，清热通窍豁痰之力尤明显。钩藤、天麻、全蝎、僵蚕息风定痉，朱砂重镇安神，并助牛黄以清心止惊。又用大黄清热泻火，去积导滞，使痰热从肠腑而解；枳壳、木香、沉香、陈皮、白豆蔻、檀香调理气机，使气畅痰化，痰热不再内生；甘草调和各药。以上诸药相配，有开窍止惊，清热化痰之效。

【按语】主要用于治疗痰热惊风。方用天麻、全蝎、白附子、僵蚕等镇惊息风药，佐以麝香、天竺黄、牛黄、冰片等开窍化痰，为其配伍特点。临床应用以小儿急惊、神志昏迷、痰壅气促、烦躁发热等为辨证要点。

全国各地有本品的同名异方者，其方剂组成与本品有所出入，但功效、主治与本方大致同。

【同名方】

1.《全国中药成药处方集》（上海方）小儿回春丹 由麝香、牛黄、冰片、朱砂、羌活、僵蚕、防风、天麻、雄黄、全蝎、制白附子、蛇含石、甘草、钩藤、川贝母、天竺黄、胆南星组成。功能清热化痰，开窍安神。主治小儿急惊风，神昏发热，痰热蒙蔽，烦躁气喘等。

2.《全国中药成药处方集》（北京方）小儿回春丹 由胆南星、橘红、防风、竹叶、桑叶、金银花、连翘、茯苓、羌活、僵蚕、甘草、麻黄、薄荷、蝉蜕、赤芍、牛蒡子、川贝母、西河柳、杏仁、牛黄、冰片、麝香、朱砂组成。功能清热透表，解毒豁痰。主治小儿毒热过盛，隐疹不出，烦躁口干，发热咳嗽。

3.《中药成方配本》小儿回春丹 由麝香、西牛黄、胡黄连、天竺黄、青礞石、制半夏、黄连、川贝母、胆南星、朱砂、九节菖蒲、珍珠粉、薄荷、钩藤组成。功能清热化痰，开窍安神。主治小儿急惊风，神昏发热，痰热蒙蔽，烦躁气喘等。

【附方】小儿牛黄散（《全国中药成药处方集》） 由浙贝母、大黄、黄连、天花粉、赤芍药、甘草、连翘、金银花、炒牵牛子、制乳香、制没药、雄黄、冰片、牛黄、麝香、珍珠组成。功能清热解毒，化痰镇惊。主治肺热痰黄，咽喉肿痛，口疮牙疳，皮肤溃烂，头面生疮，全身发热。

紫金锭（又名玉枢丹）

【方源】《片玉心书》

【组成】山慈菇90克　红大戟45克　千金子霜30克　五倍子90克　麝香9克　雄黄30克　朱砂30克

【用法】为末，糯米糊作锭子，每锭 1.5 克，内服每次 0.6～1.5 克，开水送服；外用醋磨，调敷患处。

【功效】化痰开窍，辟秽解毒，消肿止痛。

【主治】感受秽恶痰浊之毒。脘腹胀闷疼痛，呕吐泄泻，小儿痰厥，疔疮疖肿，中暑，食物中毒，药物中毒，头痛牙痛，跌打损伤，烫火伤，蛇犬虫伤。

【方解】方中麝香芳香利窍，行气止痛；雄黄祛秽解毒；千金子霜、红大戟逐痰消肿；山慈菇清热消肿；朱砂重镇宁神；五倍子涩肠止泻。总之，内服能祛秽解毒，开窍化痰，并有缓下降逆作用，可用治呕恶、泄泻；外敷有消肿散结，疔疮疖肿之效。

【按语】本方主治病证的范围广泛，其病机为感受秽恶痰浊之邪，气机阻塞，升降失常。主要用于治疗感受秽恶痰浊之邪，呕吐泄泻，脘腹胀闷疼痛，疔疮疖肿等症。

临床若见虚实夹杂的消化不良，先服本方攻积导阻，继用六君子汤健脾调中；湿毒疮患者，更用土茯苓、金银花、黄柏、连翘、白鲜皮等；菌痢患者，加用金银花、连翘、黄连、木香、白芍等。

孕妇禁服。

现代药理研究证实，本品具有明显的抑制和消灭实验白血病小鼠白血病细胞的作用（主要影响细胞周期 S 期），可以明显延长白血病小鼠生存期，缓解、减轻白血病细胞对肝脾浸润的作用。

八宝红灵丹（又名绛雪）

【方源】《霍乱论》

【组成】麝香 9 克　朱砂 30 克　牙硝 30 克　雄黄 18 克　硼砂 18 克　青礞石 12 克　冰片 9 克　金箔 50 张

【用法】上药共研细末。每服 0.3 克，温开水送服；或用少许外敷患处。

【功效】祛暑开窍，解毒辟瘟。

【主治】霍乱痧胀，肢厥脉伏，转筋昏晕，瘴疠时疫，暑毒下痢等；外治喉痹，牙舌诸病，烫火，金刃诸伤。

【方解】方中金箔、朱砂镇惊宁志，清热解毒；青礞石下气祛痰，镇惊；雄黄解毒、定惊、消痰；冰片清热开窍醒神；硼砂清热、解毒、祛痰；硝石破坚散积，通便泻下，使暑湿、时疫毒痢之邪随大便而出。诸药配伍，有清热解毒，镇惊开窍之效。

【按语】主要用于治疗邪郁窍闭神昏。用芳香开窍的麝香、冰片，合以解毒逐痰安神的牙硝、雄黄、礞石、朱砂、硼砂，为其配伍特点。临床应用以中暑昏迷、中恶神昏、腹痛吐泻、呕恶胸闷为辨证要点。

孕妇禁用。老人体虚者慎用。

【同名方】《玉历汇录良方》八宝红灵丹　由本方去麝香组成。功能清热散毒，开窍镇惊。主治霍乱痧胀，受暑中恶，时疫毒痢，头胀胸闷，乃至肢冷、脉伏而神迷，腹痛泄泻。

菖蒲郁金汤

【方源】《温病全书》

【组成】石菖蒲9克　炒栀子9克　鲜竹叶9克　牡丹皮9克　郁金6克　连翘6克　灯心草6克　木通4.5克　竹沥（冲）15克　玉枢丹（冲）1.5克

【用法】水煎服。

【功效】清营透热，开窍辟秽。

【主治】伏邪风温，辛凉发汗后，表邪虽解，暂时热退身凉，而胸腹之热不除，继则灼热自汗，烦躁不寐，神识时昏时清，夜多谵语，四肢厥冷，舌质绛，脉细数等。

【方解】本方以郁金、石菖薄、玉枢丹祛秽开窍；牡丹皮清血分之热，栀子、连翘、灯心草、竹叶清气分之热，并用有透营转气之效；竹沥清热祛痰，以助郁金、石菖蒲化痰开窍。

【按语】本方以发表之后，胸腹之热不除、身体灼热汗出、烦躁不安、神志昏迷、夜寐不宁、妄语、舌红绛、脉细数为辨证要点。现代常用于治疗流行性脑脊髓膜炎、流行性乙型脑炎、流行性感冒、风湿热、夏季发热、中暑等病症。若见烦躁不安、神昏谵语等热扰神明，加天竺黄、莲子心、龙胆草、远志等；胸闷、纳呆、苔腻等夹湿，可加六一散、薏苡仁、白豆蔻、佩兰等；若胸腹焦热、四肢厥冷等热厥，加黄芩、黄柏、黄连、柴胡等。

凡表证未解，鼻塞，头痛，骨节酸痛，脉浮，以及暑病兼寒者禁用本方。

【附方】菖蒲郁金注射液（《实用中医内科学》）　由郁金、菖蒲等量组成。能开窍，主治神昏。

第十章 理气方

凡是用辛温香窜的药物为主,组成具有疏畅气机,调整脏腑功能,以治疗气病的方剂,叫做理气方。

气病包括气虚、气滞、气逆。气虚宜补气,气滞宜行气,气逆宜降气。理气方主要用于气滞和气逆,根据作用不同,分为两类。

行气法 具有行气解郁作用,适用于气机郁滞的病证。气滞一般分脾胃气滞与肝气郁滞两类。脾胃气滞,症见脘腹胀满、嗳气吞酸,恶心食少,大便失常等。常用陈皮、厚朴、砂仁、香附、木香等行气健脾药为主成方。代表方有越鞠丸、半夏厚朴汤等。肝气郁滞,症见胁肋胀痛,或疝气痛,或月经不调、痛经等。常用郁金、川楝子、青皮等疏肝解郁药为主成方。代表方有金铃子散、天台乌药散、橘核丸等。

降气法 具有降气平喘、止呃止呕作用,适用于胃气上逆所致的呕吐、呃逆等症,以及肺气上逆,或肾气不纳,痰涎塞盛的喘咳症。常用紫苏叶、橘皮、厚朴、旋覆花、代赭石、沉香等降气纳气的药物为主配组成方。代表方有苏子降气汤等。

越鞠丸(又名芎术丸)

【方源】《丹溪心法》

【组成】苍术　香附　川芎　神曲　栀子各等分

【用法】研末,水泛为丸如绿豆大,每服6~9克,温开水送服。亦可作汤剂,水煎服,用量按原方比例酌情增减。

【功效】行气解郁。

【主治】气郁所致之六郁。症见胸膈痞闷,脘腹胀满或疼痛,嗳腐吞酸,恶心呕吐,饮食不消。

【方解】本方立意重在行气解郁,使气行则血行,气畅则痰、火、湿、食诸郁易消解。方中香附行气解郁,以治气郁,用为君药。川芎乃血中气药,既可活血祛瘀以治血郁,又可助香附以增行气解郁之功;栀子清热泻火,以治火郁;苍术燥湿运脾,以治湿郁;神曲消食和胃,以治食郁,共为臣佐药。诸药配伍,使气畅血行,湿祛热清，食化脾健，气、血、湿、火、食五郁自解。至于痰郁，或因气滞湿聚而生，或因饮食积滞而致，或因火邪炼液而成，今五郁得解，则痰郁亦随之而消，此亦治病求本之意。

此方立意，旨在示人以治郁大法。方中行气、活血、清热、除湿、消食等数法并行，重在调理气机，气行则血行，气行则湿化，湿化则脾能健运，脾运化则痰湿亦无由生。临证时，可针对郁之偏甚者酌定主药，兼顾诸郁，适当加减，灵活变通。

【按语】凡忧思过度、饮食失节、寒温不适等各种诱因影响气机舒畅，使冲和之气失常，导致肝脾之气郁而不畅，甚至变生诸证。脾主运化，喜燥而恶湿，肝气郁结，木郁乘土，导致脾胃不畅，运化升降失常，脾不胜湿则致痰郁，脾不能运化水谷则食郁。痰、湿、食三者壅滞中焦，则胀满不食，吞酸呕吐诸症丛生。气郁影响血行可致血郁，气郁不解又易生热化火。其中气、血、火责之肝，湿、痰、食三郁责之脾胃。故病气、血、痰、火、湿、食之分，实际上就是肝脾郁结所致，且以气郁为主。气郁偏重者，可重用香附；肝郁偏重，见胁肋胀痛者，加青皮、川楝子以疏肝破气；脾胃气滞，见脘腹胀满者，加木香、枳壳、厚朴等以宽中行气；血郁而瘀、见胁肋刺痛，舌质瘀黯者，重用川芎，并酌加红花、赤芍等以助活血祛瘀；湿郁偏重，见舌苔白腻者，重用苍术，酌加茯苓、泽泻等以助健脾祛湿；食郁偏重，见恶心厌食，脘痞嗳腐者，重用神曲，酌加山楂、麦芽等以助消食化滞；火郁偏重，见心烦口渴，舌红苔黄者，重用栀子，酌加黄芩、黄连等以助清热泻火；痰郁偏重，见咳嗽吐痰，苔腻脉滑者，酌加半夏、陈皮、瓜蒌等以燥湿化痰。

方中诸药大多温燥行散，兼阴液不足者慎用。

【附方】越鞠保和丸(《古今医鉴》) 本方加陈皮、茯苓、半夏、枳实、黄连、当归、木香、连翘、炒莱菔子、白术、山楂组成。功能扶脾开郁，消热化痰，行气消食。主治气、血、痰、火、湿、食、诸病，胸膈痞闷，或脘腹胀痛，嗳气呕吐，饮食不化，食疟不痢等症。

金铃子散

【方源】《太平圣惠方》

【组成】金铃子 30 克　延胡索 30 克

【用法】研细末，每服 9 克，酒或开水送下。亦可作汤剂，水煎服，用量按原方比例酌定。

【功效】疏肝清热，活血止痛。

【主治】肝郁化火。症见胸腹、胁肋疼痛，或痛经，疝气痛，时发时止，口苦，舌红苔黄，脉弦数。

【方解】方中金铃子即川楝子，味苦性寒，入肝、胃、小肠经，疏肝行气，清泻肝火而止痛，为君药。延胡索苦辛而温，能行血中气滞，气中血滞，尤长于止痛，以增强川楝子止痛之功，为臣佐药。药虽两味，既可疏肝清热，又善活血止痛，使气血畅，肝热清，则诸痛自止。

【按语】肝主疏泄而藏血，性喜条达而恶抑郁。肝之经脉布两胁，抵少腹，环阴器，肝郁气滞，疏泄失常，血行不畅，故可见胸腹胁肋痛、痛经、疝痛等；肝喜条达，每因情志波动而疼痛随之增减，故时发时止；气郁化火，故见口苦，舌红苔黄，脉弦数。针对本证肝郁血滞，气郁化火之病机，治宜以疏肝清热，行气活血为法。

兼肝阴不足，舌红少苔者，可加白芍、枸杞子以养阴柔肝；妇女气郁血滞，见痛经者，酌加当归、益母草、香附以活血调经止痛，或加四物汤养血活血以疗痛经。少腹气滞疝痛者，酌加乌药、橘核、荔枝核以行气散结止痛；偏于寒者，可加用吴茱萸、小茴香以温肝散寒而止疝气痛。本方具有活血下行之性，孕妇慎用。

【同名方】

1.《济生方》金铃子散　由金铃子、巴豆（炒黄）组成。功能行气止痛。主治七疝，寒注下焦，小腹引外肾疼痛，大便秘结。

2.《世医得效方》金铃子散　由金铃子、茴香组成。功能行气止痛。主治闭塞下元、膀胱疝气、大小便不畅、疼痛难忍。

【附方】

1. 金铃散（《证治准绳》）　本方去延胡索，加三棱、青皮、莪术、陈皮、赤茯苓、木香、小茴香、炙甘草、枳壳、槟榔、钩藤组成。功能行气活血止痛。主治疝气腹痛，治愈后而复发者。

2. 金铃丸（《普济本事方》）　本方去延胡索，加马蔺花、小茴香、菟丝子、海蛤粉、海带、补骨脂、木香、丁香组成。功能行气止痛。主治膀胱肿硬，小肠疝气，牵引作痛，阴囊湿肿。

半夏厚朴汤

【方源】《金匮要略》

【组成】半夏 12 克　厚朴 9 克　茯苓 12 克　生姜 15 克　紫苏叶 6 克

【用法】以水七升，煮取四升，分温四服，日三夜一服。现代用法：按原方比例酌情增减药量，水煎服。

【功效】行气散结，降逆化痰。

【主治】梅核气。症见咽中如有物阻，咯吐不出，吞咽不下，胸胁满闷，或咳或呕等，苔白润或白滑，脉弦缓或弦滑。

【方解】本证病机为痰气互结于咽喉，依据"高者仰之""结者散之"的原理，宜用行气开郁，降逆化痰之法，使气行则郁开，痰化则结散。方中半夏苦辛温燥，化痰散结，和胃降逆，为君药。厚朴行气开郁，下气除满，助半夏以宣通郁气，宽胸畅中；茯苓渗湿健脾，脾运湿去，痰无由生，以增强半夏化痰之力，共为臣药。生姜辛温散结，和胃降逆；紫苏叶芳香行气，舒肝理脾，协厚朴开郁散结，其质轻入肺，宣肺上行以达病所，合为佐使药。本方辛苦温药并用，辛散气滞，宣通郁结；苦能燥湿降逆；温能通气滞，温化痰饮。诸药配伍，辛开苦降，化痰降逆，则痰气郁结之证自可解除。

方中半夏、茯苓、生姜，有仲景小半夏加茯苓汤之意，专为痰涎阻于咽中或喘急咳呕而设。然痰涎上逆咽中，实因痰随气逆，故以厚朴下气，紫苏叶芳香开郁，二药又有芳香化湿之效，二者相伍，使痰化则气行郁开，气顺则痰消结散。诸药配伍，痰气并治，行中有降。

【按语】梅核气以咽中有异物感，梗阻不适，咽之不下，咯之不出，但饮食吞咽并无碍为主要特征，多由七情郁结，痰气凝滞而致。肝主疏泄而喜条达，脾胃主运化转输津液，肺主布散津液。若肝气郁结，情志不遂，肺胃宣降失司，津液不得正常转输，聚而成痰，痰气相搏，互结于咽喉，则咽中如有物阻，吞之不下，吐之不出；气机郁滞，故胸膈满闷；痰气上逆，肺失宣降，则见咳嗽；胃失和降，则见呕吐；苔白滑或白润，脉弦滑或弦缓，均为痰凝气滞之证。气郁较甚者，酌情加柴胡、郁金、香附等以加强行气解郁之功；肝气郁结见胁肋疼痛者，酌情加川楝子、延胡索以疏肝散结止痛；呕吐者加入砂仁、丁香、白豆蔻以健胃降逆止呕；肺经燥滞见咽痛者，加桔梗、元参以润燥利咽；痰气郁结化热，心烦失眠者，加黄芩、栀子、连翘以清热除烦；气郁甚而兼胸痛者，加枳壳、瓜蒌以宽中下气，化痰散结。

因本方用药多为辛温苦燥之品，易于伤阴助热，故气郁化火，阴伤津少者，不宜使用。

橘皮竹茹汤

【方源】《金匮要略》

【组成】橘皮 12 克　竹茹 12 克　大枣 5 克　生姜 9 克　甘草 6 克　人参 3 克

【用法】水煎服。

【功效】降逆止呕，益气清热。

【主治】胃虚有热之呃逆。症见呃逆或干呕，虚烦少气，不思饮食，口干，舌红嫩，脉虚数。

【方解】方中橘皮辛苦而温，理气和胃，降逆止呃；竹茹甘微寒，善除胃热，止呕逆。两药相伍，既能降逆止呕，又可清热安胃，且用量俱重，共为君药。生姜为呕家之圣药，助君药以降胃逆；人参益气补中，与橘皮相合，则行中有补，同为臣药。甘草、大枣益气健脾养胃，合人参补中以复胃气之虚，为佐药。甘草调和药性，兼作使药。诸药合用，共奏降逆止呃，益气清热之功。

本方以甘寒之竹茹与辛温之橘皮、生姜相伍，则清而不寒；以益气养胃之人参、大枣，甘草与行气和胃之橘皮相合，则补而不滞。

【按语】呃逆有寒、热、虚、实之分。本方所治乃久病或吐利伤中，耗气劫液，虚热内生，胃失和降，气机上逆之证。呃逆或干呕，舌质红嫩，脉虚数为其主症。胃虚有热，其气上逆，则作呃逆。虚烦少气，口干，舌质红，脉虚数等，均为胃中有热之征。据胃虚有热，气逆不降的病机，治宜补益、清热、降逆。本方现代常用于治疗慢性胃炎、胃下垂呕吐较甚者、膈肌痉挛、胃癌、妊娠恶阻、幽门不完全性梗阻呕吐、腹部手术后呃逆不止等。如胃气不虚，可去甘草、人参、大枣；痰多，加茯苓、半夏；胃阴不足而见舌红少苔，加石斛、麦冬；呃逆不止，加柿蒂；呕哕不止，加枇杷叶。

凡由实热或虚寒所致呃逆、干呕者，不宜使用本方。

【同名方】

1.《医学心悟》橘皮竹茹汤　由陈皮、半夏、竹茹、人参、甘草组成。功能行气清热，降逆止呕。主治火气上冲致呕吐。

2.《证治准绳》橘皮竹茹汤　由橘皮、竹茹、甘草、半夏、人参、生姜、大枣组成。功能益气清热降逆止呕。主治哕逆。

3.《重订严氏济生方》橘皮竹茹汤　由赤茯苓、枇杷叶、橘皮、麦冬、竹茹、半夏、炙甘草、人参、生姜组成。功能清热和胃，降逆止呕。主治胃热烦渴，呕哕不食。

4.《寿世保元》橘皮竹茹汤　由陈皮、炙甘草、人参、竹茹、柿蒂、丁香、大枣、生姜组成。功能益气清热，化痰止呃。

5.《医宗金鉴》橘皮竹茹汤　由橘红、生姜、竹茹、柿蒂、黄连、人参组成。功能清热降逆止呕。主治胃火上冲致呃逆，身热烦渴，口干唇焦。

【附方】新制橘皮竹茹汤（《温病条辨》）　本方去人参、大枣、甘草，加柿蒂组

第十章　理气方

成。功能清热止呃，和胃降逆。主治胃热呃逆，胃气不虚者。

丁香柿蒂汤

【方源】《症因脉治》
【组成】丁香6克　柿蒂9克　人参3克　生姜6克
【用法】水煎服。
【功效】温中益气，降逆止呃。
【主治】胃气虚寒之呃逆，呃逆不已，胸痞脉迟者。
【方解】方中丁香辛温芳香，温中散寒，降逆止呃为君药。柿蒂苦平，善降胃气；生姜辛温，降逆止呕，二药共为臣药。配人参甘温益气、补虚养胃为佐药。四药相配，共奏温中益气，降逆止呃之功。
【按语】临证若兼气滞痰阻，舌苔白腻者，可加半夏、陈皮以理气化痰；中寒有饮，舌苔白滑者，可加桂枝、茯苓以温化痰饮；胃气不虚者，可减去人参；胃寒较甚者，酌加吴茱萸、干姜等以增温中祛寒之力；兼气滞胸脘胀满者，加陈皮、木香等以理气除满。

本方性偏温热，胃热呃逆者不宜使用。
【同名方】《医宗金鉴》丁香柿蒂汤　由丁香、人参、柿蒂、高良姜组成。功能降逆止呕，温中益气。主治胃寒呃逆。
【附方】

1. 柿蒂汤（《济生方》）　本方去人参组成。功能温中散寒，降逆止呃。主治胸满呃逆，属寒呃而正气未虚者。

2. 柿钱散（《洁古家珍》）　本方去生姜组成。功能温中益气，降逆止呃。主治呃逆，属胃气偏虚而寒不重者。

3. 丁香柿蒂散（《卫生宝鉴》）　本方去生姜、人参，加青皮、陈皮组成。功能行气降逆，化痰止呃。主治诸种呃、噫，呕吐痰涎。

厚朴温中汤

【方源】《内外伤辨惑论》
【组成】厚朴15克　陈皮15克　甘草8克　茯苓8克　草豆蔻8克　木香8克

干姜 2 克

【用法】加姜 3 片，水煎服。

【功效】温中行气，燥湿除满。

【主治】脾胃气滞寒湿。症见脘腹胀满，或时作疼痛，不思饮食，四肢倦怠无力，舌苔白腻，脉沉弦。

【方解】本方证以寒凝湿滞为主，故重用辛苦燥湿之厚朴，燥湿温中，行气下气。《本草汇言》称其"宽中化滞，平胃气之药也。凡气滞于中，郁而不散，食积于胃，羁而不行，或湿郁积而不去，湿痰聚而不清，用厚朴之温可以燥湿，辛可以清痰，苦可以下气也。"陈皮辛温，理气燥湿；草豆蔻专入脾胃，燥湿温胃；木香行气止痛，共为臣药。更以干姜温中祛寒，茯苓渗湿健脾，生姜降逆和胃，共为佐药。甘草调和诸药，为使药。诸药合用，共成行气除满，温中燥湿之功。

【按语】脘腹胀满，时作疼痛为本方主症，属中焦寒湿。脾胃虚寒，运化无权，湿邪内停，气机不畅，故脘腹胀满，阳虚生寒，寒凝气阻，故时作疼痛；脾胃受病，纳运失常，故食欲不振；脾胃主肌肉四肢，湿滞气机，则肢倦无力；舌苔白腻，脉沉弦，皆脾胃寒湿，气机不畅之象。本方现代常用于治疗慢性胃炎、慢性肝炎、慢性肠炎、胃及十二指肠溃疡、早期肝硬化等。如见气虚，加党参、黄芪；腹胀，加枳壳、砂仁；腹痛，加延胡索、香附；纳差，则加山楂、神曲等。

【同名方】《医学传灯》厚朴温中汤　由厚朴、半夏、杏仁、枳壳、桔梗、炮姜、藿香、香薷、甘草、陈皮组成。功能行气宽中化湿。主治夏月中暑，口食生冷，饮食不思，脉沉细缓。

宽中八宝散

【方源】《赤水玄珠》

【组成】木香 5 克　当归尾 5 克　槟榔 5 克　萝卜子 5 克　紫苏子 5 克　砂仁 5 克　沉香 3 克　牙皂 3 克

【用法】共为末，每服 3~6 克，黄酒调下；亦可用饮片作汤剂，水煎服。

【功效】行气活血，祛痰泄浊。

【主治】痰凝气滞，脘腹胀满痞塞。

【方解】方中紫苏子宣肺降气于上焦，萝卜子、砂仁醒脾化湿于中焦；沉香、槟榔行气破结于下焦，木香疏理三焦气机，行气导滞。当归尾活血散瘀，对气滞日久者，配以活血之品，可加强其行气效果；牙皂配合萝卜子、紫苏子有化痰泄浊之功；全方合用，共奏祛痰泄浊、行气消胀之功。

【按语】本方以脘腹胀满、舌淡苔腻、脉濡缓为辨证要点。现代常用于治疗急慢性胃炎、慢性肝炎、胃溃疡、胆囊炎等。如疼痛，加五灵脂、延胡索；纳差，加山楂、炒麦芽、炒谷芽；伴呕吐，加姜半夏、陈皮；气滞甚，加枳壳、青皮等。

【附方】

1. 枳壳散（《普济本事方》） 由枳壳、莪术、三棱、陈皮、益智仁、槟榔、厚朴、干姜、青皮、甘草、肉豆蔻、木香组成。功能行气消胀。主治五种积膈气，呕吐痰涎、三焦痞塞、胸膈满闷、口苦吞酸。

2. 三脘痞气丸（《卫生宝鉴》） 由沉香、缩砂仁、槟榔、木香、大腹皮、陈皮、青皮、白豆蔻、半夏、三棱组成。功能行气宽中。主治三焦痞滞，气不升降，水饮停积，不得流行，胁下虚满，或时而刺痛。

3. 草豆蔻饮（《太平圣惠方》） 由草豆蔻、缩砂仁、萝卜子、木香、槟榔、桃仁、丁香、青橘皮、桂心、白术、木瓜、枳壳组成。功能行气消胀。主治气机壅滞，胀不能食。

枳实薤白桂枝汤

【方源】《金匮要略》

【组成】枳实12克　厚朴12克　薤白9克　桂枝6克　瓜蒌实12克

【用法】水煎服。

【功效】通阳散结，祛痰下气。

【主治】胸痹。症见胸满而痛，甚或胸痛彻背，喘息咳唾，短气，气从胁下上逆抢心，舌苔白腻，脉沉弦或紧。

【方解】方中重用枳实、厚朴，枳实善于降气开痞，除胸胁痰癖；厚朴气味厚而主降，温而专于散，苦而专于泄，下气除满，与枳实相伍，善能泄实满，消痰下气，二者共为君药。配薤白辛温通阳，宽胸散结；瓜蒌实涤痰散结，宽胸利膈，共为臣药。佐以桂枝，既助薤白温通胸阳，又能温里而降冲气。

【按语】本方以胸闷如窒、短气、胸痛、舌苔白腻、脉沉弦或紧为辨证要点。现代常用于治疗冠心病之心绞痛、肋间神经病、非化脓性肋软骨炎等。如见胸部刺痛、舌呈紫黯色者，加檀香、丹参、川芎、桃仁、当归等；心痛彻背，加附子、乌头、赤石脂等；心悸盗汗，加麦冬、太子参、五味子等。

现代药理分析证实，本方具有扩张冠状动脉、增大冠状动脉血流量，增强抗缺氧等作用。

【附方】

1. 瓜蒌薤白半夏汤(《金匮要略》)　本方去厚朴、枳实、桂枝,加白酒、半夏组成。功能通阳散结,化痰宽胸。主治胸痹而痰浊较甚,胸中满背彻痛,不得安卧。

2. 瓜蒌薤白白酒汤(《金匮要略》)　本方去厚朴、枳实、桂枝,加白酒组成。功能通阳散结,祛痰下气。主治胸部满痛,胸痹,甚至胸痛彻背,短气,喘息咳唾,舌苔白腻,脉沉弦或紧。

柴胡疏肝散

【方源】《景岳全书》

【组成】陈皮 6 克　柴胡 6 克　川芎 4.5 克　香附 4.5 克　枳壳 4.5 克　芍药 4.5 克　炙甘草 1.5 克

【用法】水煎服。

【功效】疏肝行气,和血止痛。

【主治】肝郁气滞,症见胁肋疼痛,胸脘胀闷,寒热往来,苔薄,脉弦。

【方解】本方中柴胡、陈皮、香附、枳壳疏肝理气,川芎行气活血,芍药、炙甘草柔肝养血,缓急止痛。诸药配伍,其奏疏肝行气,和血止痛之效。血脉通畅,肝气条达,营卫自和,痛止而寒热皆除。

【按语】主要用于治疗肝郁气滞证。方用柴胡、枳壳、陈皮、香附疏肝理气,白芍、川芎养血活血;疏肝理气与活血并施,为其配伍特点。临床应用以胸闷、胁痛、脘胀、脉弦,为其辨证要点。

临床如见嗳气、泛酸,加煅瓦楞、海螵蛸、象贝母;胁痛剧烈,加川楝子、延胡索;胃中灼热、口苦苔黄,加黑山栀、黄连。

【附方】

1. 疏肝解郁汤(《中医妇科治疗学》)　由香附、柴胡、青皮、郁金、丹参、川芎、延胡索、红泽兰、金铃炭组成。功能疏肝理气,活血调经。主治肝郁气滞,经行不畅,量少,色淡红,间有血块,胸胁胀满,时有嗳气,舌苔黄,脉弦。

2. 疏肝散(《症因脉治》)　由柴胡、青皮、紫苏梗、钩藤、白芍、山栀子、广陈皮、甘草组成。功能理气疏肝。主治烦怒伤肝,肝火佛逆,不能眠卧。

3. 疏肝散(《寿世保元》)　由黄连、柴胡、青皮、当归、桃仁、枳壳、川芎、红花、白芍组成。功能疏肝理气,通络活血。主治肝经气滞血瘀,左胁下痛。

第十一章
祛湿方

凡以祛湿利水药为主组成，具有化湿行水、通淋泄浊作用，治疗水湿病证的方剂，统称祛湿方。水湿之邪，有水和湿的区别。湿为水之渐，水为湿之甚。湿邪为病，有外湿、内湿之分。外湿每因居处潮湿，淋雨涉水，汗出沾衣，而邪从外侵，症见恶寒发热，头胀身痛，肢节酸痛，面目水肿等。内湿每因恣食生冷，多食肥甘，过饮酒酪，症见脘腹胀满，呕吐，泄利，水肿，淋浊，黄疸，痿痹等。肺、脾、肾三脏功能失调，水邪壅盛，临床常见实热水饮和阳虚水停两种。实热水饮，症见胸胁隐痛，水肿腹满，二便不通，脉实有力等；阳虚水停，症见手足不温，小便不利，水肿，泄泻等。水湿为病，较为复杂，祛湿利水之法种类繁多，大抵湿停中焦，可和胃化湿；湿从热化，可清热祛湿；阳虚水停，可利水渗湿，温化水湿；实热水饮，可攻逐利水。

水湿属阴邪，其性重浊黏腻，最易阻碍气机，故祛湿方中常配伍行气之品，以求气化水湿亦化。祛湿方用药多为芳香、渗利之品，易于耗伤阴津，故素体阴虚，病后体弱以及孕妇等，均应慎用。

藿香正气散

【方源】《太平惠民和剂局方》

【组成】大腹皮3克　白芷3克　紫苏3克　茯苓3克　藿香9克　白术6克　半夏曲6克　陈皮6克　厚朴6克　苦桔梗6克　甘草6克

【用法】共研细末，每服6～9克，生姜、大枣煎水送服。亦可作汤剂水煎服，用量按原方比例酌减。

【功效】解表化湿，理气和中。

【主治】外感风寒，内伤湿滞。症见发热恶寒，头痛，胸膈满闷，脘腹疼痛，恶心呕吐，肠鸣泄泻，舌苔白腻，以及山岚瘴疟等。

【方解】方中藿香用量较重，既能辛散风寒，又可芳香化浊，醒脾和中，辟秽止呕，为君药。白芷、紫苏辛温发散，理气宽胸；半夏曲降逆止呕，燥湿和胃；厚朴行气除满，苦温燥湿，共为臣药。佐以陈皮理气燥湿；大腹皮行气利湿；茯苓、白术健脾利湿；桔梗宣肺利气，助解表化湿，姜、枣调和脾胃。甘草调诸药，助枣、姜益气调中，为使药。

【按语】本方为以外感风寒，内伤湿滞，其中发热恶寒、头痛为外受风寒；胸膈满闷、恶心呕吐、脘腹疼痛、肠鸣泄泻、舌苔白腻为内伤湿阻，皆为本方主症。外感风寒，湿浊带阻，升降失常，气机不运，故胸膈满闷，脘腹疼痛，肠鸣泄泻，恶心呕吐，舌苔白腻，为湿浊内盛之象。治宜解表化湿，理气和中。本方现代常用于治疗胃肠型感冒、急性胃肠炎、胃及十二指肠溃疡、慢性结肠炎等。如见食滞，胸闷腹胀，可去甘草、大枣之腻滞，加六曲、鸡内金以消导积滞；如见恶寒无汗，表邪偏重，可加荆芥、防风；如湿邪较重而见苔厚垢腻，可用苍术代白术。

本方辛香温燥，病情偏热及阴亏者禁用。

现代药理研究证实，本方有阻止离体肠管收缩，抑制胃肠蠕动功能和体外抗菌作用。

【附方】

1. 藿香正气水（《常用中成药》）　由本方去桔梗，制成酊剂。功效、主治与本方同。

2. 藿香正气片（《常用中成药》）　由本方去白芷、白术、大腹皮、桔梗，加苍术、生姜、木香，制成片剂。其功效、主治与本方同。

3. 藿香正气丸（《常用中成药》）　由本方加生姜、大枣，制成丸剂。其功效、主治与本方同。

4. 一加减正气散（《温病条辨》）　由本方去紫苏、半夏、白术、桔梗、甘草，加茵陈、杏仁、神曲、麦芽组成。功能理气、化湿、消滞。主治三焦湿郁，脘腹胀满，大便不爽。

5. 二加减正气散（《温病条辨》）　由本方去紫苏、大腹皮、白术、半夏、桔梗、甘草，加大豆黄卷、防己、通草、薏苡仁组成。功能渗利湿浊。主治身痛，脘腹胀闷，便溏等症。

6. 三加减正气散（《温病条辨》）　由本方去大腹皮、紫苏、白术、半夏、桔梗、甘草，加滑石、杏仁组成。功能清利湿热。主治湿困化热，脘腹胀满，苔黄，尿赤等。

7. 四加减正气散（《温病条辨》）　即本方去白术、紫苏、大腹皮、半夏、桔梗、甘草，加草果、神曲、山楂组成。功能有化湿消食。主治湿阻，食滞，脘腹胀闷等。

8. 五加减正气散（《温病条辨》）　即本方去紫苏、半夏、白术、桔梗、甘草，加苍术、谷芽组成。功能燥湿运脾，行气和胃。主治秽湿着里，脘闷、便溏等。

9. 不换金正气散（《太平惠民和剂局方》）　由本方去白术、紫苏、茯苓、大腹皮、加苍术组成。功能化湿解表，调中止呕。主治湿浊内停，兼有外感之症。

苓桂术甘汤（又名茯苓桂枝白术甘草汤）

【方源】《金匮要略》

【组成】茯苓 12 克　桂枝 9 克　白术 6 克　炙甘草 6 克

【用法】水煎服。

【功效】温化痰饮，健脾利湿。

【主治】中阳不足之痰饮。症见胸胁支满，目眩心悸，或短气而咳，舌苔白滑，脉弦滑。

【方解】本方为治疗痰饮病之主方。方中以茯苓为君药，健脾利水渗湿，消已聚之饮。桂枝温阳化气，为臣药。苓、桂配伍，一利一温，对于水饮滞留而偏寒者，实有温化渗利之妙用，正与《金匮要略》提出的"病痰饮者，当以温药和之"的原则相符。脾虚则易生湿，故佐以白术健脾燥湿，助脾运化，脾阳健旺，水湿自消。使以甘草益气和中。共收饮去脾和，湿不复聚之功。药虽四味，配伍严谨，温而不热，利而不峻，确为痰饮之良剂。

【按语】本方以目眩心悸、胸胁支满、舌苔白腻、脉弦滑为辨证要点。病机为中阳不足，水湿内积，聚而成痰。中焦阳虚，脾失运化，则湿聚成饮，饮阻气机，气上冲胸，故胸胁支满，咳而气短；饮邪凌心，则心悸；饮阻中焦，清阳不升，则头晕目眩；舌苔白滑，脉弦滑是痰饮之象。治宜温化痰饮，健脾化湿。现代常用于治疗支气管哮喘、冠心病、慢性支气管炎、风湿性心脏病、高血压、心力衰竭、慢性胃炎、胃及十二指肠溃疡、幽门梗阻、慢性肾炎、梅尼埃病、睾丸鞘膜积液等。若眩冒、小便不利，加泽泻、猪苓；呕吐痰水，加陈皮、半夏；脘部冷痛、吐涎沫，加吴茱萸、干姜；心下胀满，加枳实；脾气虚较重，加党参；哮喘，加紫苏子、杏仁、麻黄。

【附方】

1. 茯苓甘草汤（《伤寒论》）　由本方去白术，加生姜组成。功能温中化饮，通阳行水。主治伤寒汗出不渴，或厥而心下悸者。

2. 茯苓桂枝甘草大枣汤（《伤寒论》）　由本方去白术，加大枣组成。功能温通心阳，化气利水。主治伤寒汗后，脐下动悸，欲作奔豚。

3. 甘草干姜茯苓白术汤（《金匮要略》）　由本方去桂枝，加干姜组成。功能祛寒除湿。主治肾著病。

独活寄生汤（制丸，名独活寄生丸）

【方源】《备急千金要方》

【组成】 独活9克　桑寄生6克　杜仲6克　牛膝6克　细辛6克　秦艽6克　茯苓6克　肉桂心6克　防风6克　川芎6克　人参6克　甘草6克　当归6克　芍药6克　干地黄6克

【用法】 水煎服。

【功效】 祛风湿，止痹痛，益肝肾，补气血。

【主治】 痹证日久，肝肾两亏，气血不足。症见腰膝疼痛，肢节屈伸不利，或麻木不仁，畏寒喜温，心悸气短，舌淡苔白，脉象细弱。

【方解】 方中重用独活辛苦微温，入足少阴肾经，祛风化湿，蠲痹去痛；桑寄生苦平，入肝、肾经，强筋骨，补肝肾，祛风湿，《神农本草经》谓其"主腰痛"，《名医别录》谓其"去痹"，以上二味共为君药。臣以杜仲甘辛温，滋肝补肾，强筋健骨；《神农本草经》谓其"主腰脊痛，……坚筋骨"；牛膝苦酸平，补肝肾，强腰膝，且能活血，通利关节，《神农本草经》谓其"主寒湿痿痹，四肢拘挛，膝痛不可屈伸。"佐以人参、茯苓、甘草益气扶正，所谓"祛邪先补正，正旺邪自除"；川芎、当归、芍药、地黄养血和营，所谓"治风先治血，血行风自灭"；又有细辛发散少阴经风寒，使邪溢出；秦艽、防风祛风胜湿，蠲痹止痛。肉桂心入肝肾血分，以散阴寒；独活为少阴引经药，故又为使药。诸药配伍，标本兼济，扶正祛邪，使肝肾强而痹痛愈，气血足而风湿除，该方用意颇为周到。

【按语】 本方以四肢麻木、疼痛、腰膝酸软为辨证要点。现代常用于治疗坐骨神经痛、腰背或四肢的关节痛、慢性劳损、骨关节炎、类风湿性关节炎、强直性脊柱炎、腰椎骨质增生、脊髓灰质炎、颞颌关节紊乱综合征、下肢象皮肿、输精管结扎术后的痛性结节等。若见关节肿胀者，加车前子、防己；肢体麻木者，加天麻、白附子；疼痛甚者，加制川乌、延胡索、没药、乳香、地龙、红花、白花蛇；寒邪偏重者，加附子；病程日久者，加丹参；正虚不甚者，减地黄、人参；湿邪偏重者，加防己等。

【附方】

1. 三痹汤（《妇人良方》）　由本方去桑寄生，加续断、黄芪、生姜组成。功能益气养血，散风祛湿。主治血气凝滞，手足挛拳，风痹等。

2. 独活寄生丹（《沈氏尊生书》）　由本方干地黄改熟地黄，去肉桂心、川芎，加生姜组成。功能、主治与本方同。

鸡鸣散

【方源】《证治准绳》

【组成】槟榔15克　陈皮9克　木瓜9克　吴茱萸3克　紫苏叶3克　桔梗5克　生姜（连皮）5克

【用法】水煎，两次相和，凌晨（3：00~5：00）空腹冷服。

【功效】行气降浊，宣化寒湿。

【主治】湿脚气。症见足胫肿重无力，麻木冷痛，不能行走，恶寒发热，或挛急上冲，甚至胸闷泛恶。也用于风湿流注，脚足痛不可忍，筋脉浮肿。

【方解】方中槟榔利水化湿为君药。木瓜酸温，下冷气化湿，舒筋通络，为臣药。佐以生姜、吴茱萸散寒祛湿，且能和胃降逆；陈皮燥湿健脾，理气畅中。紫苏叶、桔梗宣通气机，外散表邪。诸药配伍，开上、畅中、导下，共奏温化寒湿，宣通散邪，行气降浊之功效。

原书规定在鸡鸣时服药，是取空腹药力易行之意。另外，五更时自然界阳气始升，人体阳气也动，药得阳助，效果尤佳。

【按语】本方以脚气初起、麻木冷痛、足胫肿重，甚或挛急上冲为辨证要点。其病机为寒浊中阻，水湿内郁。脾胃寒湿，水液不化，可见胸闷泛恶；流注于下，着于筋脉，溢于皮下，则足胫肿胀，沉重无力，甚则麻木冷痛，不能行走。寒湿浸表，营卫不和，可见发热恶寒。治宜温化寒湿，行气降浊。现代常用于治疗脚气病、丝虫病所致象皮肿、膝关节疼痛、湿毒、水肿、丹毒、亚急性肾炎等。若见寒湿偏胜，形寒，苔腻者，加附子、肉桂；风湿偏胜，兼有恶寒发热者，加防风、桂枝、苍术；脚气冲心、心悸胸闷者，去陈皮、紫苏叶、桔梗，加沉香、半夏、黑锡丹。

【同名方】

1.《伤科补要》鸡鸣散　由当归尾、大黄、桃仁组成。功能活血化瘀。主治胸腹淤血。

2.《古方选注》鸡鸣散　由荆芥、牛蒡子、雄鸡血组成。功能发散透达。主治痘发四五日，毒瘀不散。

3.《三因极一病证方论》鸡鸣散　由杏仁、大黄、酒组成。功能活血化瘀。主治血瘀凝滞，跌打损伤，气绝欲死，并久积瘀血，烦躁疼痛。

二妙散

【方源】《丹溪心法》

【组成】黄柏　苍术各等分

【用法】散剂，每服3~9克，白开水或生姜汤送下。亦可作汤剂，水煎服，用量根据病情酌定。

【功效】清热燥湿。

【主治】湿热下注。症见筋骨疼痛，下肢痿软无力，足膝红肿疼痛，或湿热带下，下部湿疮等，小便短赤，舌苔黄腻。

【方解】本方主治湿热下注证。方中黄柏性味苦寒，苦以燥湿，寒以胜热，且善行下焦，祛下焦之湿热，为君药。苍术为臣药，燥湿健脾，使湿邪去而不再生。二药并用，清热利湿，标本兼治。

【按语】本方以下肢疲软无力或足膝红肿赤痛，或湿热带下，或下部湿疹，小便短黄，舌苔黄腻为辨证要点。病机为湿热下注，着于下肢，阻塞经脉。湿热浸入下肢，经脉痹阻不通，则筋骨疼痛，或足膝红肿疼痛；经脉弛缓，肌肉疲软乏力，则生痿证；湿热流注胞宫可见带下，在皮肤可见湿疮；小便短赤，舌苔黄腻，皆为湿热之象。治宜清热利湿止痒。本方现代常用于治疗重症肌乏力、痛风、坐骨神经痛、风湿热、阴道炎、阴囊湿疹等属于湿热下注者。若湿热痿证，可加木瓜、豨莶草、五加皮等；若湿热脚气，则加薏苡仁、木瓜、槟榔；若湿热带下，酌加芡实、樗根白皮、赤茯苓；若下部湿疮，可加龙胆草、土茯苓、赤小豆。

【同名方】《六科准绳》二妙散　本方由熟地黄、当归组成。功能养肝下泪。主治目昏摄泪。

【附方】

1. 加味二妙丸（《古今医鉴》）　由本方加川牛膝、防己、当归尾、萆薢、龟甲组成。功能清热利湿，通络活血。主治肢体困重，疲弱乏力，或微肿麻木。

2. 四妙丸（《成方便读》）　由本方加怀牛膝、薏苡仁组成。功能清热利湿。主治湿热下注，两足痿弱麻木，肿痛不止。

3. 三妙丸（《医学正传》）　由本方加川牛膝组成。功能清热燥湿。主治湿热下注，两脚麻木，或如火烙之热，痿软无力。

4. 三妙散（《医宗金鉴》）　由本方加槟榔组成。功能清热燥湿止痒。主治脐中出水及湿癣。

茵陈蒿汤

【方源】《伤寒论》

【组成】茵陈 18 克　栀子 9 克　大黄 6 克

【用法】水煎服。

【功效】清热利湿退黄。

【主治】湿热黄疸。症见一身面目俱黄，鲜亮如橘子色，腹微满，口中渴，小便不利，舌苔黄腻，脉沉数。

【方解】本方为治疗湿热黄疸的第一要方。方中茵陈用量独重，善清脾胃肝胆湿热，是治疗湿热黄疸的要药而为君药。臣以栀子通利三焦，清热化湿，合茵陈引湿热从小便而出。大黄泻热通便，清热利胆，使湿热从大便而去，为佐药。

【按语】本方以身面俱黄，黄色鲜明，小便黄赤，脘痞腹胀，苔黄腻等为辨证要点。其病机为肝胆湿热，胆汁外渗，或外感时疫，入里化热，或脾胃损伤，饮食失节，湿阻气机。湿邪内停，湿热内蕴，熏蒸肝胆，胆汁外溢，则一身面目俱黄，黄色鲜明；苔黄腻，脉滑数皆为是湿热之症，治宜清热利湿退黄。湿热阻滞，气机失畅，则腹微满，口渴，小便不利。本方现代常用于治疗急性传染性肝炎、胆石症、胆囊炎、钩端螺旋体病引起的黄疸属于湿热之证者。若胁肋胀痛，加川楝子、郁金、延胡索；寒热头痛，加黄芩、柴胡；大便秘结，腹胀痛，加木香、枳实；呕吐、恶心，加白芍、黄连、半夏；热重，加龙胆草、金银花、牡丹皮；小便不通，加木通、滑石、金钱草；黄疸较甚，加鸡骨草、田基黄。

本方药性寒凉，寒湿黄疸（阴黄）证，不宜使用本方。又方中大黄，用作攻下者，宜后下；作行瘀热者，宜共煎。

现代药理研究证实，本方具有明显的收缩胆囊和利胆作用，可改变血清胆汁酸、胆脂质含量，减轻肝细胞肿胀、气球样变、脂肪变性和坏死。可使肝细胞内蓄积的糖原颗粒与核糖核酸含量有所复原，血清谷丙转氨酶活力明显下降。

【同名方】《证治准绳》茵陈蒿汤　本方由茵陈、大黄、栀子、芒硝、木通、寒水石组成。功能清热退黄。主治小儿发黄，身黄如橘，间有发热，大便干结。

【附方】

1. 茵陈术附汤（《医学心悟》）　即本方去大黄、栀子，加炙甘草、附子、干姜、白术、肉桂组成。功能温阳利湿。主治寒湿阻滞，身目熏黄，身冷不渴，小便自利，脉沉细。

2. 茵陈四苓汤（《济生方》）　即本方去大黄、栀子，加猪苓、白术、赤茯苓、泽泻组成。功能清热下水。主治黄疸,小便深黄,大便溏薄。

3. 茵陈四逆汤(《玉机微义》) 即本方去大黄、栀子,加甘草、附子、干姜组成。功能温阳退黄。主治手足冷厥,阴黄色黯,脉沉微细。

第十二章
安神方

凡以安神定志作用为主，用以治疗神志不安的方剂，称为安神方。神志不安多表现为心烦失眠，烦躁惊狂等，与心、肝、肾三脏功能失调有关。神志不安表现为惊狂善怒，烦躁失眠者，多为实证；表现为心悸健忘，虚烦失眠者，多为虚证。根据"惊者平之"(《素问·至真要大论》)、"虚者补之"(《素问·三部九候论》)的原则，实证宜用重镇安神法，虚证宜用补养安神法治疗。若心烦不寐、多梦、遗精者，多属心肾不交水火失济，治宜交通心肾。

重镇安神方多用金石类药物，易伤胃气，不宜久服。对脾胃虚弱者，可配合健脾和胃药治疗。此外，有些安神剂中含有朱砂，因其具有毒性，故不宜过量久服，以免产生毒副作用。

珍珠母丸

【方源】《普济本事方》

【组成】珍珠母 0.9 克　当归 45 克　熟地黄 45 克　人参 30 克　酸枣仁 30 克　柏子仁 30 克　犀角 15 克　茯神（去木）15 克　沉香 15 克　龙齿 15 克

【用法】上药研为细末，炼蜜为丸，朱砂为衣。每服 6～9 克，日服 2～3 次，温开水送服。亦可改为汤剂水煎服，各药用量按常规剂量。

【功效】平肝滋阴，镇心安神。

【主治】神志不安，夜寐不宁，惊悸，眩晕等。

【方解】方用珍珠母平肝镇心为主，配以酸枣仁、茯神、柏子仁、龙齿加强其安神定志之功，又配熟地黄、人参、当归滋阴养血益气，标本兼及，为其配伍特点。

【按语】临床应用以失眠、惊悸、眩晕、舌红苔薄、脉弦细，为其辨证要点。若见阴虚潮热、五心烦热者，加玄参、麦冬、地骨皮；肝阳上亢偏盛者，加生牡蛎、石决明、磁石等。

【同名方】《上海市药品标准》珍珠母丸　由胆南星、牛黄、天竺黄、槟榔、银柴胡、木香、雷丸、琥珀、朱砂、鸡内金、胡黄连、珍珠、神曲组成；功能清热镇惊，化痰消积；主治小儿风热痰迷，惊悸甚至抽搐，亦用于内伤食积，伴有发热不安之症。

安魂汤

【方源】《医学衷中参西录》
【组成】龙眼肉 18 克　炒酸枣仁 12 克　生龙骨 15 克　生牡蛎 15 克　清半夏 9 克　茯苓 9 克　生赭石 12 克
【用法】水煎服。
【功效】补心血，化痰饮，安心神。
【主治】心中气血虚损，兼心下停有痰饮，致惊悸不眠。
【方解】方中龙眼肉补心血；酸枣仁以收敛心气；半夏、茯苓以化痰饮；牡蛎、龙骨以安神；生赭石以导引心阳下潜，使之归藏于阴，达到助眠之效也。
【按语】本方以惊悸失眠、苔腻脉滑为辨证要点。现代可用于治疗神经衰弱，癔症，神经官能症等疾病。

天王补心丹

【方源】《校注妇人良方》
【组成】生地黄 120 克　五味子 15 克　当归身 60 克　天冬 60 克　麦冬 60 克　柏子仁 60 克　酸枣仁 60 克　人参 15 克　玄参 15 克　丹参 15 克　白茯苓 15 克　远志 15 克　桔梗 15 克　朱砂 15 克
【用法】上药为末，炼蜜丸如梧桐子大，朱砂为衣。每服 9 克，空腹温开水或龙眼肉煎汤送下。
【功效】滋阴养血，补心安神。
【主治】阴虚血少，神志不安。症见心烦不眠，心悸神疲，健忘梦遗，口舌生疮，大便干燥，舌红少苔，脉细而数。
【方解】方中重用生地黄，一滋肾水以补阴，水盛则能制火，一入血分以养血，血不燥则津自润，是为君药；天冬、玄参、麦冬甘寒滋润以清虚火；丹参、当归有补血、养血之功，人参、茯苓益气宁心，柏子仁、远志、酸枣仁、朱砂为补益心脾，安神益志之专药，五味子敛气生津以防心气耗散，皆为臣药。两组合用，一补阴血不足之本，一治虚烦少寐之标，标本并图，阴血不虚，则所生诸症，乃可自愈。桔梗为"舟梗"，取其载药上行之意，为使药。

【按语】本方以心烦失眠、舌红少苔、脉细数为辨证要点。现代常用于治疗神经衰弱，精神分裂症，心脏病，癔症等多种疾病。如心悸怔忡，加龙眼肉、夜交藤；失眠较甚，加牡蛎、龙齿、合欢花；遗精滑泄，加金樱子、芡实。

服本药忌胡荽、大蒜、鱼腥、萝卜、烧酒。本品多滋腻之品，对于脾胃虚寒，胃纳欠佳，湿痰留滞者，均不宜服用。

现代药理研究证实，补心丹加味对异丙肾上腺素所致的实验性心肌梗死具有抑制作用，可显著降低心肌梗死的发生率，提高动物的存活率。其主要作用原理为：提高缺血心肌对乏氧的耐受性；对缺血心肌血流供应的调节；增强缺血心肌的代谢。此外，还能改善动物的非特异性防御功能和应激状态。

【同名方】

1.《万病回春》天王补心丹　由本方去白茯苓，加黄连、白茯神、石菖蒲组成。功能养心安神，滋阴泻火。主治阴虚火旺，心神失养，惊悸怔忡，咽喉干燥，健忘失眠，夜梦遗精。

2.《世医得效方》天王补心丹　即本方去生地黄、朱砂，加金箔、熟地黄、菖蒲、炙甘草、杜仲、百部、茯神组成。功能滋阴养血，补心安神。主治烦热惊悸，咽干口燥，夜寐不安，梦遗健忘。

【附方】

1. 补心丹（《赤水玄珠》）　由麦冬、远志、石菖蒲、香附、天冬、天花粉、白术、贝母、熟地黄、地骨皮、茯神、人参、当归、牛膝、黄芪、木通、大枣组成。功能养心安神。主治惊恐健忘，心气不足。

2. 加减补心汤（《扶寿精方》）　由白茯苓、远志、当归身、黄柏、知母、生地黄、陈皮、麦冬、酸枣仁、人参、石菖蒲、白术、甘草、白芍组成。功能滋阴清热，补气养血，宁神益智。主治诸虚健忘。

3. 加减补心丹（《顾氏医镜》）　由酸枣仁、生地黄、茯神、麦冬、石斛、龙眼肉、牡丹皮、白芍、竹叶、远志、朱砂组成。功能养阴清热，补心安神。主治心血虚有热而致的不寐。若虚者加人参；痰多加竹沥；心火甚加黄连、犀角（现用水牛角代）。

远志丸

【方源】《重订严氏济生方》

【组成】远志60克　石菖蒲60克　茯神30克　人参30克　龙齿30克　白茯

苓 30 克

【用法】 上药研细末，炼蜜为丸，如梧桐子大，朱砂为丸。每服 9 克，食后、临卧用温开水送下。

【功效】 宁神安定，交通心肾。

【主治】 因事有所大惊，夜多异梦，神魂不安，惊悸恐怯。

【方解】 方中人参、茯神、茯苓养心安神；石菖蒲、远志宁心安神；龙齿上能镇心，下能固肾，对惊恐所伤之心神不安，最为合适。诸药合用，有交通心肾，宁心安神，固摄精气之功。

【按语】 本方以受惊恐之后，易恐善惊，夜多噩梦为辨证要点。现代可用于治疗神经官能症，神经衰弱，癔症，精神病等疾病。

【同名方】

1.《张氏医通》远志丸　由本方去白茯苓，加酸枣仁。功能养心益智，镇惊安神。主治神不守舍，梦寐不宁。

2.《太平惠民和剂局方》远志丸　由远志、白茯苓、牡蛎、人参、干姜、朱砂、肉苁蓉组成。功能补益心肾，聪明耳目，定志安神，滋养气血。主治心气不足，思虑太过，肾精虚损，而引起的精神恍惚，健忘多惊，睡卧不宁，虚汗盗汗，遗精淋浊，耳鸣耳聋。

【附方】

1. 菖蒲益智丸（《备急千金要方》）　由菖蒲、人参、远志、桔梗、牛膝、桂心、茯苓、附子组成。功能养心益智。主治健忘，神志恍惚。

2. 养命开心益智方（《备急千金要方》）　由人参、干地黄、茯苓、肉苁蓉、远志、菟丝子、蛇床子组成。功能安神益智，补肾养心，主治喜忘。

3. 远志汤（《备急千金要方》）　方一由远志、甘草、人参、当归、桂心、麦冬、芍药、茯苓、生姜、大枣组成。功能温补气血，定心安神。主治产后心悸不定，恍惚昏聩，胡言乱语。方二由远志、干姜、白术、桂心、黄芪、防风、当归、紫石英、人参、茯苓、甘草、川芎、茯神、羌活、麦冬、半夏、五味子、大枣组成。功能补气养心安神。主治心气虚，惊悸，不进食，善忘。方三由远志、茯苓、黄芪、甘草、芍药、当归、桂心、麦冬、人参、生姜、独活、附子组成。功能补气温阳，定心安神。主治心气不足，语言谬误，惊悸，恍惚愦愦，心烦闷，耳鸣。

4. 远志饮子（《证治准绳》）　由远志、茯神、人参、肉桂、炒酸枣仁、黄芪、当归、炙甘草组成。功能养心安神，温补气血。主治心劳虚寒，梦寐惊悸。

定心汤

【方源】《医学衷中参西录》

【组成】龙眼肉 30 克　炒酸枣仁 15 克　山茱萸 15 克　柏子仁 12 克　生龙骨 12 克　生牡蛎 12 克　生明乳香 3 克　生明没药 3 克

【用法】水煎服。

【功效】养心神，调气血，安魂魄。

【主治】主治心虚怔忡。

【方解】方中柏子仁、酸枣仁以补心气；龙眼肉补心血；更用龙骨入肝以安魂；牡蛎入肺以定魄，且二药与山茱萸并用，大能收敛心气之耗散，少加没药、乳香行气活血，以调和之。

【按语】本方以心悸怔忡、舌质黯或有瘀斑、瘀点为辨证要点。现代可用于治疗冠心病，风湿性心脏病等所致的心律失常等。因热怔忡者，可加生地黄。

【同名方】定心汤（《三因极一病证方论》）　由茯苓、炙甘草、桂心、白芍、炮姜、炒远志、人参组成。功能温补心气，宁神定志。主治心劳虚寒，惊悸，梦寐惊魇，恍惚健忘，神志不定。

【附方】

1. 小定心汤（《备急千金要方》）　由茯苓、桂心、甘草、干姜、芍药、远志、人参、大枣组成。功能温补心气，定神宁志。主治虚弱，心气惊弱，多梦魇。

2. 大定心汤（《备急千金要方》）　由人参、茯神、茯苓、远志、龙骨、干姜、当归、甘草、芍药、白术、桂心、紫菀、防风、赤石脂、大枣组成。功能温补气血，安神益志。主治心气虚悸，恍惚健忘，或梦寤惊魇，志少不足。

3. 定心丸（《圣济总录》）　由茯苓、苏合香、茯神、琥珀、龙齿、阿胶珠、牛黄、珍珠、犀角（现用水牛角代）、麝香、冰片、胆南星、炙甘草、远志、金箔、银箔、菖蒲、炒酸枣仁、天竺黄、人参、朱砂、虎睛、雄黄、安息香组成。功能镇心神，开心窍，定心志，清痰热。主治心虚忧愁不乐，惊悸心忪，神情不宁，恍惚多忘。

孔圣枕中丹

【方源】《千金要方》

【组成】龟甲　龙骨　远志　菖蒲各等分

【用法】上药为末，或为蜜丸，每服9克，日服2次。
【功效】补益心肾，潜镇安神。
【主治】心肾不足。症见心悸不安，精神恍惚，健忘，失眠，多梦，舌红少苔，脉细数。
【方解】主要用于治疗心肾不足证。方用龙骨、龟甲育阴潜阳，远志、菖蒲定志开窍；宁心益智与潜镇安神并用，以交通心肾。
【按语】本方以心悸不安、舌红少苔、脉细数、失眠健忘为辨证要点。现代常用于治疗神经衰弱以及梦游症、小儿多动症、学习障碍症等。

十四友丸

【方源】《太平惠民和剂局方》
【组成】熟地黄30克　白茯苓30克　白茯神30克　人参30克　酸枣仁30克　柏子仁(别研)30克　紫石英(别研)30克　肉桂30克　阿胶30克　当归30克　黄芪30克　远志30克　朱砂(别研)7.5克　龙齿(别研)60克
【用法】上药除别研者为末，再同别研4味和匀。炼蜜为丸，如梧桐子大。每服9克，食后枣汤送下。
【功效】益气养血，补心安神。
【主治】心肾亏虚，气血不足。症见心悸怔忡，神志不宁，夜卧不安。
【方解】方中人参补心气，安心神，益心智，为君药。黄芪、茯苓益心气，熟地黄、当归补心血，为臣药。酸枣仁、柏子仁、茯神、远志补心安神；紫石英、龙齿、朱砂镇心安神，为佐药。肉桂温肾助阳，阿胶补血滋阴，为使药。诸药合用，使气血得补，心神得安，心智得益，诸症自除。
【按语】本方以心悸气短、怔忡不宁、舌质淡、脉细弱、夜寐不安为辨证要点。现代可用于治疗失眠多梦，神经衰弱，心律失常，贫血，老年痴呆等。

人参丸

【方源】《景岳全书》
【组成】人参15克　茯苓15克　茯神15克　酸枣仁15克　远志15克　益智仁15克　牡蛎15克　朱砂7.5克

第十二章　安神方

【用法】上药研为细末，枣肉为丸，每服9克。
【功效】宁心益智，安神固精。
【主治】心气不足，心悸怔忡，失眠多梦，遗精。
【方解】方中人参补益心气，安神益智，为君药。茯苓、茯神、酸枣仁养心安神，远志宁心安神，为臣药。益智仁补肾涩精，朱砂重镇安神，牡蛎重镇固涩，为佐使药。诸药配伍，有宁心益智，安神固精之功。
【按语】本方以失眠多梦、心悸气短、遗精、舌质淡、脉细弱为辨证要点。现代可用于治疗神经衰弱，遗精，心律失常等。

【同名方】

1.《证治准绳》人参丸　由人参、熟地黄、茯神、龙齿、白术、炙甘草、麦冬、防风、金箔、银箔组成。功能补心祛风，镇惊安神。主治心脏风虚，惊悸心松，或因忧虑之后，心神不安，时有恍惚。

2.《备急千金要方》人参丸　由人参、茯苓、甘草、麦冬、菖蒲、泽泻、山药、干姜、桂心、大枣组成。功能温补心阳，宁心安神。主治产后大虚心悸，神志不定，恍惚恐畏，虚烦少气，夜不得眠，及男子虚损心悸。

【附方】

1. 人参宁神汤（《杂病源流犀烛》）　由人参、甘草、生地黄、葛根、茯神、知母、天花粉、竹叶、五味子组成。功能补气养阴，安神除烦。主治上消，精神不振，胸满心烦。

2. 人参散（《太平圣惠方》）　由五味子、人参、枳壳、桂心、柏子仁、山茱萸、甘菊花、茯神、枸杞子、熟干地黄组成。功能补肾养心，益智安神。主治胆气虚冷，惊惧不定，不能独卧，心慌心悸，如人将捕，头目不利，胸中满闷。

3. 人参安神汤（《幼科铁镜》）　由麦冬、人参、当归、酸枣仁、黄连、生地黄、茯神组成。功能补气养血，宁心安神。主治小儿心血不足，惊悸不安。

酸枣仁汤

【方源】《金匮要略》
【组成】酸枣仁18克　茯苓10克　知母10克　川芎5克　甘草3克
【用法】水煎服。
【功效】养血安神，清热除烦。
【主治】虚劳虚烦不得眠，心悸盗汗，头目眩晕，咽干口燥，脉弦细。

【方解】《素问·六节藏象论》说："肝者，罢极之本，魂之居也。"《素问·五藏生成》说"肝欲酸"，方中重用酸枣仁，甘酸而平，入心、肝经，养血安神，《名医别录》谓其"治烦心不得眠"，故为君药。茯苓甘平，助君药宁心安神，且能培土以荣木；知母苦寒，清热除烦，共为臣药。《素问·藏气法时论》说"肝欲散，急食辛以散之，以辛补之"，川芎辛温，调营血，疏肝气，与酸枣仁配伍，酸收辛散并用，相反相成，更好地发挥养血调肝之效，为佐药。《素问·藏气法时论》说："肝苦急，急食甘以缓之"，甘草培土缓肝，调和诸药，既可助茯苓培土荣木，亦可助知母清热除烦，为使药。诸药配伍，有养血怡神，清热除烦之效。如此则肝血足，虚烦除，睡眠自宁。

【按语】本方以虚烦失眠、咽干口燥、头目眩晕、脉弦细为辨证要点。现代常用于治疗神经衰弱，更年期综合征，抑郁症，以及原发性高血压，心脏病引起的眩晕、心悸、失眠、盗汗等。若心胆气虚，时有惊醒，心悸多梦，舌淡，脉弦细者，可加人参、龙齿以益气镇惊；兼阴虚者，可加麦冬、生地黄；血虚明显者，可加当归、龙眼肉；盗汗明显者，可加五味子；内热口苦者，可加栀子。

现代药理研究证实，本方对大脑有催眠和镇静作用，能抑制兴奋的神经细胞，使其得到充分休息和调节的机会，促进兴奋和抑制恢复平衡。

【同名方】

1.《杂病源流犀烛》酸枣仁汤　由酸枣仁、黄芪、远志、莲子肉、人参、当归、茯苓、茯神、甘草、陈皮、姜、枣组成。功能补气养血，宁心安神。主治肝胆不足而善恐。若心经有热，加生地黄、黄连、麦冬、木通。

2.《三因极一病证论》酸枣仁汤　由本方去川芎，加桂心、人参、石膏、大枣、生姜组成。功能益气养阴，清热除烦。主治霍乱，虚劳烦扰，吐下增剧，奔气在胸中不得眠，或发寒热，头疼晕闷。

【附方】

1. 酸枣仁丸（《圣济总录》）　由酸枣仁、白术、人参、白茯苓、半夏、干姜、陈皮、榆白皮、旋覆花、前胡、槟榔组成。功能健脾化痰，养心安神。主治胆虚睡眠不安，精神恐怯。

2. 枣仁远志汤（《症因脉治》）　由酸枣仁、远志、茯神、当归、白芍、麦冬、龙眼肉组成。功能养血安神。主治虚烦不能卧，真阳不足，心神失守。

3. 秘传酸枣仁汤（《证治准绳》）　由远志、酸枣仁、黄芪、茯苓、莲肉、当归、人参、茯神、炙甘草、陈皮组成。功能养心安神。主治心肾不交，精血虚耗，痰饮内蓄，夜卧不宁，怔忡恍惚。

4. 酸枣仁丸（《济生方》）　由酸枣仁、茯神、远志、柏子仁、防风、生地黄、枳壳、竹茹组成。功能清化痰热，养心安神。主治胆有实热，不得眠睡，神思不安。

人参琥珀丸

【方源】《杂病证治类方》

【组成】人参 15 克　琥珀 15 克　茯苓 15 克　茯神 15 克　石菖蒲 15 克　远志 15 克　酸枣仁 7.5 克　朱砂 7.5 克　乳香 7.5 克

【用法】研细末，炼蜜为丸。每服 6 克，日服 2 次，枣汤送下。

【功效】镇惊养心，安神定志。

【主治】心气不足，心神不宁，失眠心悸，精神恍惚，坐卧不安。

【方解】方中琥珀定惊安神，人参补心气，益心志，安心神。茯苓、茯神、酸枣仁养心安神。朱砂重镇安神，石菖蒲、远志宁心安神。诸药合用，有镇惊养心，安神定志之功效。

【按语】本方以心悸失眠、坐卧不安、精神恍惚、脉虚弱为辨证要点。现代常用于治疗癔症、神经衰弱、心律失常等。

第十三章 祛痰方

凡以祛痰药为主要组成，具有清除痰饮，用于治疗各种痰证的方剂，统称为祛痰方。痰饮多由脾虚湿聚而成，既是病理产物，同时又是致病因素，可以导致多种疾病，如咳嗽喘促，头痛眩晕，胸痹呕吐，中风痰厥，癫狂惊痫以及痰核瘰疬等。痰证极为复杂，成因很多，治法各异。如脾虚不运，湿聚成湿痰者，治宜燥湿健脾化痰；火热内盛，灼津为热痰者，治宜清热化痰；肺燥津亏，虚火烁液为燥痰者，治宜润肺化痰；脾肾阳虚，寒饮内停，为寒痰者，治宜温化寒痰；痰浊内生，肝风内动，为风痰者，治宜化痰息风。

正所谓"脾为生痰之源"，强调治痰当健脾，脾复健运，痰自消已。痰随气机升降，气顺则痰消，故庞安常说："善治痰者，不治痰而治气。"运用祛痰方时，首先要辨清寒、热、燥、湿的不同性质，不可盲目使用。有咳血倾向者，不宜用燥烈之品，以防大量咯血；表邪未解或痰多者，当慎用滋润之品，以防壅滞留邪。

二陈汤

【方源】《太平惠民和剂局方》
【组成】半夏9克　橘红9克　白茯苓9克　炙甘草5克　生姜3克　乌梅1个
【用法】水煎服。
【功效】燥湿化痰，理气和中。
【主治】湿痰咳嗽。症见痰多色白易咳，胸膈痞闷，恶心呕吐，肢体困倦或头眩心悸，舌苔白润，脉滑。
【方解】方中半夏为君药，取其辛温性燥，健脾燥湿，降逆化痰，和胃止呕。臣以橘红理气燥湿，使气顺而痰消。佐以茯苓健脾渗湿，俾湿去脾旺，痰无由生；生姜降逆化痰，既可制半夏之毒，又能助半夏、橘红行气消痰；复用少许乌梅收敛肺气，与半夏相伍，有散有收，相反相成，使祛痰而不伤正。使以甘草调诸药，兼可润肺和中。药仅六味，配伍严谨，共奏燥湿化痰、理气和中之效。方中半夏、橘红以陈久者良。故以"二陈"名之。

【按语】 二陈汤以治湿痰证为主，临证当以痰多色白易咳，舌苔白腻，脉滑为辨证要点。程钟龄曰："湿痰滑而易出，多生于脾。"(《医学心悟》)"脾为生痰之源"，而"肺为贮痰之器"。脾失健运，湿邪凝聚，气机阻滞，郁成湿痰，湿痰犯肺，则咳嗽痰多；痰阻气机，胃失和降，则胸膈痞闷，恶心呕吐；阴浊凝聚，阻碍清阳，则头眩心悸；脾为湿困，运化失司，则肢体困倦，不欲饮食。咳嗽痰多而兼有恶风发热者，可加紫苏叶、前胡、荆芥；肺热而痰黄黏稠者，可加胆南星、瓜蒌；肺寒而痰白清稀者，可加干姜、细辛、五味子；风痰上扰而头晕目眩者，可加天麻、僵蚕以息风化痰；脾虚食少便溏者，可加白术、泽泻；气滞而胸满较甚者，可加桔梗、枳壳。

本方药性偏于温燥，阴虚痰热等证不宜使用。

【同名方】《增补万病回春》二陈汤　即本方加白术、砂仁、苍术、炒山药、车前子、厚朴、木通、灯心草组成。功能利湿健脾止泻。主治痰泻。

【附方】

1. 加味二陈汤(《丹溪心法》)　本方去乌梅，加丁香、砂仁组成。功能降逆止呕，化痰理气。主治停痰结气而呕。

2. 顺气消食化痰丸(《瑞竹堂经验方》)　由制半夏、胆南星、橘红、青皮、莱菔子、炒山楂、炒苏子、炒麦芽、炒神曲、杏仁、葛根、制香附、姜汁组成。功能化痰顺气消食。主治胸膈痞闷，咳嗽痰多，纳谷减退者。

3. 清郁二陈汤(《万病回春》)　本方去乌梅，加苍术、香附、川芎、神曲、白芍、黄连、枳壳、栀子组成。功能清热化痰，理气和胃。主治吞酸嘈杂，膈有痰热，脉数而洪。

4. 六安煎(《景岳全书》)　本方去乌梅，加白芥子、杏仁组成。功能化湿消痰，降气镇喘。主治风寒咳嗽，及非风初感，痰滞气逆等症。

5. 二陈平胃散(《症因脉治》)　本方去乌梅、生姜，加苍术、厚朴组成。功能燥湿健脾，化痰止咳。主治食积咳嗽，胸闷，脉沉滑，或小便不利，泄泻不止，水谷难分，腹中漉漉有声者。

6. 二母二陈汤(《症因脉治》)　本方去生姜、乌梅，加贝母、知母组成。功能化痰止咳，清热润燥。主治燥咳发热唇焦，烦渴欲饮，喘咳短息，时发时止，吐咳难出。

7. 黄连二陈汤(《医宗金鉴》)　本方去乌梅，加黄连组成。功能清热化痰，止呕和胃。主治小儿胎前受热，手足温，面黄赤，口吐黄涎酸黏。

8. 桔梗二陈汤(《杂病源流犀烛》)　本方去生姜、乌梅，加桔梗、枳壳、黄芩、黄连、焦栀子组成。功能泻火化痰。主治火喘，乍进乍退，食则减，已则发。

9. 和胃二陈煎(《类证治裁》)　本方去乌梅、生姜，加炮姜、砂仁、大枣组成。

功能温中和胃，燥湿化痰。主治伤饮恶饮，伤食恶食，或胃寒生痰，呕而腹满，或气滞嗳气者。

竹沥达痰丸（又名竹沥运痰丸）

【方源】《杂病源流犀烛》

【组成】姜半夏60克　白术60克　陈皮60克　大黄60克　茯苓60克　黄芩60克　炙甘草45克　青礞石30克　人参45克　沉香15克

【用法】上药研成细末，竹沥、姜汁和丸。每服3～6克，日服2次。

【功效】泻火逐痰，健脾燥湿。

【主治】痰涎凝聚成积，结在胸膈，吐咳不出，咽喉至胃脘狭窄如线，疼痛，目眩头旋，腹中累累有块；或咳喘痰稠，大便秘结，舌苔黄腻而厚；或痰热蕴结，神志昏迷，癫狂惊痫。

【方解】本方竹沥清热化痰，为君药；青礞石、黄芩、大黄、沉香相配，即滚痰丸，能泻火驱顽痰；半夏、茯苓、陈皮、炙甘草、生姜汁并用，是取法二陈汤，以燥湿化痰，理气和中；人参、茯苓、白术、炙甘草相配，即四君子汤，意在益气健脾化湿，俾脾旺湿去，痰无从生。诸药配伍，共奏泻火逐痰，健脾燥湿之功。

【按语】本方以目眩头旋、咳喘痰稠、胸脘痞闷、舌苔黄腻为辨证要点。现代常用于治疗慢性支气管炎、癫狂等。

本方药力峻猛，虚人、孕妇不宜使用。

温润辛金方

【方源】《时病论》

【组成】炙紫菀9克　百部6克　松子仁9克　款冬花9克　杏仁9克　炙陈皮6克　冰糖15克

【用法】水煎服。

【功效】温肺润燥，化痰止咳。

【主治】干咳无痰，即有痰亦清稀而少，喉间干痒，咳甚则胸胁引疼，舌苔白薄而少津，脉沉而劲。

【方解】本方中紫菀、款冬花温而且润，能止咳化痰，宣畅肺气。百部润肺止咳，杏仁利肺气，松子仁润肺燥。陈皮蜜制，去其燥性，以行气化痰，气顺则痰化。以冰糖为引取其润肺止嗽。全方皆为温润之品，肺得温润，则咳逆自然渐止。

【按语】本方以喉痒胁疼、干咳无痰为辨证要点。现代常用于治疗支气管炎等。如胸胁痛者，加橘络、旋覆花。

定痫丸

【方源】《医学心悟》

【组成】明天麻 30 克　胆南星 15 克　川贝母 30 克　半夏 30 克　陈皮 21 克　茯苓 30 克　茯神 30 克　丹参 60 克　麦冬 60 克　石菖蒲 15 克　全蝎 15 克　远志 21 克　真琥珀 15 克　僵蚕 15 克　朱砂 9 克

【用法】上药研成细末，用甘草 120 克熬膏，加竹沥 100 毫升、姜汁 50 毫升，和匀调药为小丸，每服 6 克，早晚各 1 次，温开水服送。

【功效】涤痰息风，清热定痫。

【主治】肝风痰热所致的痫证，忽然发作，眩仆倒地，不省高下，甚则瘛疭抽掣，目斜口歪，痰涎直流，叫喊作声。亦可用于癫狂。

【方解】本方中竹沥善于清热化痰，镇惊宣窍，"治痰迷大热，风痉癫狂"。配伍姜汁，用其温开以助化痰利窍。以胆南星功专清火化痰，镇惊定痫，"主治一切中风、风痫、惊风"。以半夏、陈皮、茯苓、贝母、麦冬化痰降逆，兼防伤阴。石菖蒲、丹参、散瘀利窍。全蝎、天麻、僵蚕化痰息风解痉；琥珀、朱砂、远志、茯神镇惊宁神，以助解痉定痫之功。甘草和调诸药。

【按语】本方以痫证发作、神志不清、突然跌倒、抽搐吐涎，或伴尖叫，苔黄腻、脉弦滑为辨证要点。现代常用于治疗癫痫。若久病且频发者，可加人参。

【附方】

1. 镇痫片（《上海市药品标准》）　由红参、珍珠母、郁金、牛黄、朱砂、茯苓、胆星、酸枣仁、石菖蒲、远志、莲子心、麦冬、甘草组成。功能祛痰开窍。主治癫痫痰多，四肢抽搐，神志昏迷。

2. 镇心定痫汤（《杂病证治新义》）　由菖蒲、远志、黄连、胆南星、半夏、天竺黄、钩藤、龙齿、僵蚕组成。水煎服，化服磁朱丸。功能化痰祛风，镇心定痫。主治诸痫。

3. 定痫丹（《医宗金鉴》）　由人参、白芍、当归、茯神、远志、枣仁、琥珀、天竺黄、白术、半夏、橘红、天麻、钩藤、炙甘草组成。功能化痰息风，益气养血，镇惊安神。主治小儿阴痫发作。

4.痫症镇心丹(《中药成方配本》)　由犀角(现用水牛角代)、胆南星、酸枣仁、麦冬、茯苓、黄连、珍珠粉、朱砂、石菖蒲、牛黄、远志、甘草组成。功能化痰利窍，清心宁神。主治癫痫痰多，四肢抽搐，神志昏迷。

温胆汤

【方源】《三因极一病证方论》

【组成】半夏6克　竹茹6克　枳实6克　陈皮9克　炙甘草3克　茯苓5克　生姜3片　大枣5枚

【用法】水煎服。

【功效】理气化痰，清胆和胃。

【主治】胆胃不和，痰热内扰。胆怯易惊，虚烦不眠，或呕吐呃逆，以及惊悸不宁，癫痫等。

【方解】方中以半夏为主，降逆和胃，燥湿化痰，为君药。臣以竹茹清热化痰，止呕除烦。枳实行气消痰，使痰随气下；陈皮理气燥湿；茯苓健脾渗湿，俾湿去痰消；姜、枣益脾和胃，共为佐药。使以甘草调和诸药。综合全方，共奏理气化痰，清胆和胃之效。

【按语】本方主证为胆胃不和，胆热内扰。胆为清净之府，性喜宁谧而恶烦扰。失其常则胆怯易惊、虚烦眠、失眠多梦；胆热内生，湿痰停阻，痰热阻胃，胃气上逆，则呕吐呃逆；痰热上扰心神，则惊悸不宁，眩晕，甚至发为癫痫；苔腻微黄，脉弦滑等均为痰热内扰之象。现代常用于治疗癫狂、神经官能症、癫痫、头痛、失眠、梅尼埃病、卒中、冠心病、原发性高血压、十二指肠溃疡、胃炎、支气管炎、百日咳、尿毒症、小儿惊风、更年期综合征等。若胸闷抑郁，加郁金、青皮；痰热重者，加黄连；失眠，加酸枣仁、合欢皮、夜交藤；癫狂，加胆南星、远志、天竺黄、郁金；癫痫，加胆南星、郁金、菖蒲、白矾；眩晕，加钩藤、天麻；心惊，加牡蛎、龙骨；胸痹，加薤白、瓜蒌、郁金；呕吐，加紫苏叶、黄连。

【同名方】

1.《婴童百问》温胆汤　本方陈皮易橘红，加酸枣仁组成。功能化痰和胃，安心定神。主治心悸烦闷不得眠。

2.《世医得效方》温胆汤　本方加人参组成。功能补气清热除烦，祛痰和胃。主治大病后，虚烦难眠，及惊悸自汗，遇事易惊。

3.《备急千金要方》温胆汤　本方去茯苓、大枣组成。功能化痰和胃，清热除烦。主治大病后虚烦难眠。

【附方】

1. 加味温胆汤(《医宗金鉴》)　本方加黄连、黄芩、麦冬、芦根组成。功能清热生津，止呕降逆。主治妊娠恶阻，呕吐，心中烦热郁闷，喜饮凉浆。

2. 十味温胆汤(《证治准绳》)　本方去竹茹，加熟地黄、人参、五味子、远志、酸枣仁、粉草组成。功能化痰安神。主治心胆虚怯，触事易惊，饮食无味，四肢浮肿，心悸烦闷，坐卧不宁。

3. 黄连温胆汤(《六因条辨》)　本方去大枣，加黄连组成。功能清热化痰和中。主治痰热内扰，眩晕，心烦，失眠，口苦，舌苔黄腻。

4. 清心温胆汤(《杂病源流犀烛》)　本方去大枣，加白术、黄连、菖蒲、香附、白芍、当归、麦冬、川芎、远志、人参组成。功能涤痰补虚。主治心脏虚损，气血不足而导致的癫证。

5. 清热化痰汤(《医宗金鉴》)　由人参、白术、甘草、茯苓、橘红、半夏、黄芩、麦冬、黄连、石菖蒲、竹茹、枳实、南星、木香组成。功能清热化痰开窍。主治痰热中风，神志恍惚，舌强难言，或手足麻木无力，头眩足软，筋挛不收，神思恍惚，言语失常。

半夏白术天麻汤

【方源】《医学心悟》

【组成】半夏9克　天麻6克　茯苓6克　橘红6克　白术15克　甘草4克　生姜1片　大枣2枚

【用法】水煎服。

【功效】健脾燥湿，化痰息风。

【主治】风痰上扰。眩晕，头痛，胸闷呕恶，舌苔白腻，脉弦滑。

【方解】方中半夏燥湿化痰，降逆止呕；天麻化痰息风，而止头眩。二者并用，为治风痰眩晕头痛之佳药，李杲云："足太阴痰厥头痛，非半夏不能疗，眼黑头旋，风虚内作，非天麻不能除"，故本方以此二味为君药。白术健脾燥湿，与半夏、天麻配伍，燥湿化痰，止晕之效益佳；茯苓健脾渗湿，与白术相合，尤能治痰之本，二者均为臣药。橘红理气化痰，使气顺痰消，共为佐药。使以甘草和中而调药性，煎加姜、枣调和脾胃。诸药配伍，使风息痰消，眩晕自愈。

【按语】本方以胸闷呕恶、眩晕头痛、舌苔白腻、脉弦滑为辨证要点。现代常用于治疗梅尼埃病、原发性高血压、偏头痛、冠心病、脑血栓形成等。若眩晕较甚，加胆南星、僵蚕；呕吐频发，加代赭石、竹茹；耳鸣重听，加郁金、葱白、菖蒲；脘闷不食，加砂仁、白豆蔻；气虚，加黄芪、党参。

【同名方】

1.《古今医鉴》半夏白术天麻汤　由半夏、天麻、白术、生姜组成。功能健脾化痰，平肝息风。主治脾胃气虚，痰涎内停，虚风上扰，以致恶心烦闷，头旋眼黑，气促上喘，心神不宁，头痛如裂，目不敢开，身重如山，四肢厥冷，不能安眠。

2.《脾胃论》半夏白术天麻汤　由黄柏、干姜、苍术、天麻、茯苓、黄芪、泽泻、白术、人参、炒神曲、麦芽、半夏、橘皮组成。功能燥湿化痰，益气和胃。主治吐逆食不能停，头痛如裂，头眩烦闷，咳痰稠黏，身重肢冷，不能安卧，舌苔白腻，脉滑。

3.《医学心悟》半夏白术天麻汤　由本方减少白术用量，加蔓荆子组成。功效与本方略用。主治痰厥头痛，胸膈多痰，动则眩晕。

【附方】偏右头痛方（《古欢室医学篇》）　由姜半夏、陈皮、茯苓、生甘草、白芷、川芎、制川乌、枸杞子、生姜汁组成。功能燥湿化痰，祛风止痛。主治痰浊头痛，头晕且胀，时时恶心，呕吐痰涎，胸脘满闷，舌苔白腻，脉滑。

三生饮

【方源】《太平惠民和剂局方》

【组成】生南星 30 克　木香 0.3 克　生川乌 15 克　生附子 15 克

【用法】上药为粗末。每服 10 克，加生姜 15 片，水煎半小时，去滓温服。

【功效】祛风化痰，散寒通络。

【主治】中风，昏不知人，口眼㖞斜，半身不遂，咽喉作声，痰气上壅，舌苔白滑，脉沉伏。

【方解】本方用南星祛风化痰，川乌、附子温阳散寒，通络祛风，三味药皆为生用，取其力峻行速。木香理气，有利于气顺痰行；生姜既能散寒，又能制约生附子、生南星、生川乌之毒性。诸药配伍，共奏祛风化痰，通络散寒之功。

【按语】本方以半身不遂，神昏，口眼㖞斜，痰壅咽喉，舌苔白滑，脉沉伏为辨证要点。现代常用于治疗脑血栓形成、癫痫等。若半身不遂，合用补阳还五汤；口眼㖞斜，加白附子、僵蚕、全蝎；语言謇涩，加郁金、远志、菖蒲。

本方药性温燥，痰火内闭及阴虚阳亢者勿用。本方中生南星、生附子、生川乌均为有毒之品，必须注意用量用法，煎煮时间要长。如作汤剂，宜改用制川乌、制南星、制附子，以减轻药物毒性。

【附方】

1. 大醒风汤（《太平惠民和剂局方》） 由生南星、生独活、生防风、生附子、生甘草、炒全蝎、生姜组成。功能祛风化痰，通络解痉。主治卒中痰厥，半身不遂，手足搐搦，以及历节痛风，筋脉挛急等。

2. 星附散（《普济本事方》） 由制南星、附子、半夏、炮白附子、制川乌、僵蚕、人参、没药、茯苓组成。功能祛风化痰，温经散寒。主治中风能言，口不㖞斜，四肢不温，手足萎废不举，舌苔白腻，脉虚浮而数。

3. 星香散（《易简方》） 由南星、生姜、木香组成。功能祛风化痰理气。主治中风痰盛，突然昏迷，喉中痰声漉漉，牙关紧闭，体肥不渴，舌苔白腻，脉弦滑。

4. 三生丸（《重订严氏济生方》） 由半夏、天南星、白附子、生姜汁组成。功能祛风化痰。主治痰厥头痛。

贝母瓜蒌散

【方源】《医学心悟》

【组成】 贝母 5 克　瓜蒌 3 克　天花粉 2.5 克　茯苓 2.5 克　橘红 2.5 克　桔梗 2.5 克

【用法】 水煎服。

【功效】 润肺清热，理气化痰。

【主治】 燥痰咳嗽。症见咳嗽痰少，咯痰不爽，涩而难出，或咽喉干痛，或咽干口燥，上气喘促，舌红苔白而干。

【方解】 方中贝母以川贝为佳，川贝母苦甘微寒，清热润肺，化痰止咳，尤善治燥痰咳嗽，为君药。瓜蒌甘寒滑润，清肺涤痰，利气宽胸为臣药。天花粉清热生津，润燥化痰；茯苓健脾渗湿，以杜生痰之源；橘红理气化痰，使气顺则痰消；桔梗善宣利肺气，止咳化痰。四味共为佐使药。全方诸药相合，使肺得清润而燥痰自化，宣降有权则咳逆自止，为治肺中燥痰之良方。

【按语】 湿痰多生于脾，燥痰多生于肺。盖肺为娇脏，性喜清肃，不耐寒热，更恶燥湿。若素体肺肾阴虚，虚火灼金，煎灼津液而生痰；或外邪犯肺，化火生热，也可灼津而生痰。阴虚肺燥之人，更易招致燥邪犯肺，内外相引，燥痰由生。因肺燥津伤，故咳嗽少痰，黏涩难咯；燥痰黏涩于咽喉，故咳，甚则咽喉燥痛。燥痰滞肺，肺失清肃，故见上气喘促。本证病机为燥热伤肺，灼津成痰，痰阻气机，肺失清肃。"湿痰治在脾，燥痰治在肺。"(《医学心悟》)治宜润燥化痰，清热利气，肃肺止咳。若兼有风邪犯肺，咳嗽咽痒，微恶风寒者，加前胡、荆芥；咳伤肺络，咳痰带血者，加仙鹤草、茜草；肺阴损伤，咳而声嘶者，加沙参、麦冬；邪火上灼，咽干疼痛较甚者，加马勃、山豆根；肺气上逆，咳嗽气急者，加马兜铃、枇杷叶、杏仁等。湿痰、寒痰者不宜用本方。

【同名方】《医学心悟》贝母瓜蒌散　由贝母、瓜蒌、胆南星、黄芩、黄连、橘红、甘草、黑山栀组成。功能清热泻火，化痰息风。主治痰热壅肺，咳嗽痰黄，喉中痰鸣，苔黄脉数，但无喎斜偏废之候类中风证。

【附方】

1. 润肺降气汤(《医醇賸义》)　由沙参、桑白皮、瓜蒌仁、紫苏子、郁金、合欢花、旋覆花、杏仁、橘红、生姜组成。功能润肺降气化痰。主治肺受燥凉，咳而微喘，气郁结。

2. 润肺饮(《医宗必读》)　由贝母、天花粉、甘草、桔梗、麦冬、橘红、茯苓、生地黄、知母、生姜组成。功能润肺化痰。主治肺燥痰涩难出。

3. 橘红丸(《方剂学》)　本方去天花粉，加麦冬、杏仁、生石膏、陈皮、紫菀、生地黄、法半夏、甘草、紫苏子、款冬花组成。功能清热润肺，化痰止咳。主治痰多气促，肺热咳嗽，胸中满闷，口干舌燥。

4. 虚火咳嗽方(《不居集》)　由麦冬、生地黄、茯苓、紫菀、知母、牛膝、车前子组成。功能清热润肺，化痰止咳。主治元气亏损，三焦之火炎上，刑克肺金而咳嗽。

二母散

【方源】《医方考》

【组成】知母9克　贝母9克

【用法】上药为细末，每服3~6克。亦可作汤剂，水煎服。

【功效】清热化痰，润肺止咳。

【主治】肺热燥咳，痰稠难出，或咳嗽痰多黄稠。

【方解】方中贝母清热润肺，化痰止咳；配以知母清肺泻火，滋阴润燥，二药配伍，共奏清热化痰，润肺止咳之功。

【按语】临床应用以产后恶露不尽、咳嗽、气急、痰多、腹痛等为其辨证要点。

【同名方】

1.《世医得效方》二母散　本方加茯苓、桃仁、人参、杏仁组成。功能活血降逆，止咳平喘。主治产后恶露上攻，流入肺经，咳嗽痰喘或腹痛者。

2.《景岳全书》二母散　本方加干生姜组成。功效与本方相同。主治肺热咳嗽，及疹后咳甚者。

【附方】

1. 二母宁嗽汤（《古今医鉴》）　本方加栀子、黄芩、生石膏、桑白皮、瓜蒌仁、茯苓、陈皮、枳实、五味子、生甘草、生姜组成。功能清热化痰，理气止咳。主治痰热壅肺，咳嗽吐痰，胸满气促，咽干口燥，久咳不止。

2. 二母汤（《医方类聚》）　本方加杏仁、甜葶苈、秦艽、半夏、橘红、炙甘草、生姜组成。功能清热化痰，泻肺定喘。主治肺劳实热，咳嗽喘急，面目苦肿，烦热颊赤，骨节疼痛，乍寒乍热。

3. 二母二陈汤（《症因脉治》）　本方加半夏、陈皮、茯苓、甘草组成。功能润燥化痰止咳。主治燥咳发热，喘咳短息，时发时止，咳痰难出。

4. 二冬二母汤（《症因脉治》）　本方加天冬、麦冬组成。功能滋阴润肺，化痰止咳。主治咳嗽喘逆，内伤燥痰，时咳时止，痰不能出，连嗽不已，脉两尺沉数；或燥咳烦满，肺热身肿，脉右寸洪数。

5. 芩连二母丸（《医宗金鉴》）　即本方加黄芩、黄连、当归、白芍、羚羊角、生地黄、熟地黄、蒲黄、地骨皮、川芎、生甘草、侧柏叶组成，面糊为丸，灯心草煎汤送下。功能清心凉血，化瘀散结。主治心火妄动，逼血沸腾，复被外邪所搏，致生血瘿、血瘤。

清气化痰丸

【方源】《医方考》

【组成】瓜蒌仁30克　陈皮30克　黄芩30克　杏仁30克　枳实30克　茯苓30克　胆南星45克　制半夏45克

【用法】上药共研细末，姜汁为丸，每服6克，温开水送下。

【功效】清热化痰，理气止咳。

【主治】痰热内结，咳嗽痰黄，稠厚胶黏，咳之不爽，甚则气急呕恶，胸膈痞满，小便短赤，舌质红，苔黄腻，脉滑数。

【方解】方中以胆南星为君药，取其味苦性凉，清热化痰，治实痰实之壅闭。臣以黄芩、瓜蒌仁清肺热，化痰结，以助胆星之力；半夏燥湿化痰。治痰当须顺气，故佐以枳实、陈皮下气开痞，消痰散结；脾为生痰之源，肺为贮痰之器，故佐以茯苓健脾渗湿，杏仁宣利肺气。诸药相合，共奏清热化痰，理气止咳之效，使热清火降，气顺痰消，则诸症自解。

【按语】 本方为治热痰证之主方。临证当以咳吐黄痰，咯之不爽，苔黄腻，脉滑数为辨证要点。火邪灼津，痰气内结，故咳嗽痰黄，黏稠难咳；痰阻气机，肺失肃降，故胸膈痞满，甚则气逆于上，发为气急呕恶。肺热较盛见呼吸气粗者，加石膏、知母、桑白皮；痰多气急者，可加鱼腥草、桑白皮；津伤肺燥见咽喉干燥，痰黏难咯者，可加天花粉、沙参；热伤津液见大便干燥，大便秘结者，重用瓜蒌仁，加玄明粉或大黄。

咳痰清稀色白，或痰白滑利易咯属寒痰、湿痰者，不宜使用本方。

【同名方】

1.《杂病源流犀烛》清气化痰丸　由半夏、天南星、皂角、白矾、干姜、莱菔子、青皮、橘红、杏仁、山楂、葛根、神曲、麦芽、香附组成。功能化痰行气，消食散结。主治气郁凝结成块痰。

2.《古今医鉴》清气化痰丸　由天南星、白矾、半夏、牙皂、生姜、青皮、陈皮、白术、枳实、干葛、紫苏子、茯苓、莱菔子、黄连、瓜蒌仁、黄芩、海粉、香附、麦芽、神曲、山楂、竹沥组成。功能化痰清热。主治一切头晕目眩，痰饮咳嗽，食积酒积，胸膈痞闷，恶心呕吐。

3.《丹溪心法附余》清气化痰丸　由半夏、茯苓、陈皮、薄荷、荆芥穗、连翘、黄芩、炒栀子、桔梗、姜汁、炙甘草组成。功能清头目，凉膈，化痰行气。主治头目昏眩，胸膈痞满。

【附方】

1. 清金降火汤（《古今医鉴》）　由陈皮、茯苓、杏仁、半夏、桔梗、贝母、前胡、瓜蒌仁、枳壳、黄芩、石膏、生姜、炙甘草组成。功能清肺泻火，化痰止咳。主治肺胃郁火，咳嗽痰黄，面赤，脉数。

2. 化痰丸（《王节斋方》）　本方去杏仁、茯苓、枳实、胆南星、半夏，加海蛤粉、芒硝、天冬、香附、桔梗、青黛、连翘组成。功能清热化痰。主治胸膈郁闷，热郁痰壅，痰稠色黄，不易咳出。

3. 清肺化痰丸（《实用中医学》）　由天竺黄、半夏、陈皮、胆星、黄连、生石膏、冰片组成。功能清热止咳化痰。主治发热烦闷，咳嗽痰黄，呼吸气粗。

第十三章　祛痰方

导痰汤

【方源】《校注妇人良方》

【组成】半夏 6 克　天南星 3 克　枳实 3 克　茯苓 3 克　橘红 3 克　甘草 2 克　生姜 3 克

【用法】水煎服。

【功效】燥湿祛痰，行气开郁。

【主治】痰涎壅盛，胸膈痞塞，或咳嗽恶心，饮食少思，以及肝风挟痰，呕不能食，头痛眩晕，甚或痰厥者。

【方解】本方中天南星燥湿化痰、祛风散结，枳实下气行痰，共为君药；橘红下气消痰，半夏燥湿祛痰，合为臣药，辅助君药增强化痰顺气之力；茯苓渗湿，甘草调和，为佐使药。全方共奏燥湿化痰，行气开郁之功。气顺则痰自下降，痞胀得消，晕厥可除。

【按语】本方主要用于治疗顽痰胶结，胸膈痞塞之证。方用二陈汤化痰，配以天南星加强祛痰之功，枳实理气，为其配伍特点。临床应用以胸脘满闷、呕恶不欲食，或头痛眩晕、苔白润、脉滑，为其辨证要点。

临床若见咳嗽痰黄、小溲短赤，加黄芩、杏仁、瓜蒌仁等；咳嗽痰色白而清稀，加桂枝、细辛等；恶心、呕吐，加竹茹；头痛眩晕较甚，加天麻、白术、川芎、石菖蒲等。

【同名方】《脉因症治》导痰汤　由川芎、香附、紫苏叶、陈皮、干姜组成。功能理气散寒止痛。主治气郁寒痛证。

【附方】

1. 顺气豁痰汤（《赤水玄珠》）　本方去枳实、天南星，加枳壳、瓜蒌、贝母、桔梗、黄连、香附组成。功能顺气化痰。主治痰气滞于心包络之舌痹或麻。

2. 涤痰汤（《济生方》）　本方加人参、竹茹、石菖蒲、红枣组成。功能化痰宣窍。主治卒中痰迷心窍，舌强不能言。

3. 清热导痰汤（《寿世保元》）　本方加人参、白术、黄芩、瓜蒌仁、桔梗、竹沥、黄连、姜汁组成。功能清热化痰顺气开窍。主治痰迷心窍，憎寒壮热，上气喘息，头痛昏沉迷闷，口出涎沫；兼治卒中痰厥、气厥不省人事。

4. 芎辛导痰汤（《证治准绳》）　本方加川芎、细辛组成。功能祛风止痛，燥湿化痰。主治头痛痰厥。

5. 十味导痰汤（《张氏医通》）　本方加羌活、蝎尾、天麻、乌梅、雄黄组成。功能祛风止痛,燥湿消痰。主治头目不清,痰湿上盛。

6. 清心涤痰汤(《医宗金鉴》) 本方加竹茹、麦冬、人参、酸枣仁、菖蒲、川黄连组成。功能清心化痰,补气滋阴。主治小儿急惊风后,脾虚气弱,痰多有热。

7. 苍附导痰丸(《叶天士女科全书》) 由苍术、枳壳、香附、陈皮、茯苓、胆南星、姜汁、甘草、神曲组成。功能行气导痰。主治妇女体质肥胖,痰涎壅盛,血滞而月经不调。

小陷胸汤

【方源】《伤寒论》

【组成】黄连6克 半夏12克 瓜蒌实20克

【用法】上三味,以水六升,先煮瓜蒌,取三升,去滓,内诸药,煮取二升,去滓,分温三服。现代用法:水煎服。

【功效】清热涤痰,宽胸散结。

【主治】痰热互结。症见心下痞满,按之疼痛,或咳吐黄痰,胸脘烦热,舌苔黄腻,脉滑数。

【方解】本证的病机是热邪内陷,与痰互结于心下,治宜清热涤痰,开畅气机,宽胸散结。方中瓜蒌实为甘寒滑润之品,清热涤痰,宽胸散结,且具润燥滑肠之功,可开痰火下行之路而畅气机,为君药。黄连味苦性寒,泻热降火,清心除烦,助瓜蒌实泻热降浊;半夏降逆和胃,燥湿化痰,开结消痞,助瓜蒌实涤痰宽胸。半夏与黄连并用,辛开苦降,通畅气机,共为辅药。全方三味相合,涤痰泻热,开降气机,使郁结得开,痰火下行,结胸自除。

【按语】本方原治伤寒在表,误用攻下,致邪热内陷,灼液为痰,而成痰热互结心下之小结胸病。《伤寒论》云:"小结胸病,正在心下,按之则痛,脉浮滑者,小陷胸汤主之。"由于痰热互结心下;气郁不通,升降失职,故胸脘痞闷,按之痛;痰热胶结,肺失宣降,则咳吐黄痰;痰热上扰心胸,则胸脘烦热;舌苔黄腻,脉象滑数皆为痰热内蕴之象。本方与大陷胸汤均为伤寒误治,邪热内陷的结胸病而设。但小陷胸汤主治痰热互结心下之小结胸病,仅在心下,按之则痛,证情较轻;而大陷胸汤主治为水热互结胸腹之大结胸病,自心下至少腹,硬满而痛不可近,证情较重。故小陷胸之用黄连清热,轻于大陷胸之用大黄泻热;小陷胸之用半夏化痰,缓于大陷胸之用甘遂逐饮;小陷胸用瓜蒌之润利弱于大陷胸用芒硝之攻下。故小陷胸汤为清热涤痰之剂,而大陷胸汤为泻热逐水之方。

本方与清气化痰丸均有清热化痰之功,均可治痰热证。但清气化痰丸降火化痰之力较胜,主治痰热气逆于肺的咳吐黄痰;本方则化痰开结之功较优,主治痰热互结心下而以胸脘痞痛为主者。

燥热结滞见大便秘结者,可加玄明粉、莱菔子;痰结气滞见胸脘痞闷较甚者,可加枳实、厚朴;痰热偏甚见咳吐黄痰较多者,加贝母、知母;痰热扰心见心烦较甚者,可加竹叶、灯心草。

湿痰、寒痰以及中虚痞满者,本方不宜。

【附方】

1. 陷胸承气汤(《重订通俗伤寒论》) 本方加枳实、玄明粉、生大黄组成。功能泻火清热,祛痰利便。主治痰热蕴结,腑气不畅发热,胸膈痞满而痛,重则神昏谵语,腹胀便闭,苔黄腻,脉沉滑者。

2. 陷胸承气汤(《伤寒温疫条辨》) 本方加蝉蜕、僵蚕、黄芩、黄柏、栀子、厚朴、枳实、大黄、芒硝组成。功能清热泻火,化痰通便。主治温病三焦火热,胸膈痞满而痛,谵语狂乱,大便不通、不识人者。

3. 小陷胸加枳实汤(《温病条辨》) 本方加枳实组成。功能清热化痰,降气开结。主治阳明暑湿,水结在胸,面赤身热,头晕目眩,不恶寒恶热,渴欲凉饮,饮不解渴,得水则呕,按之胸下痛,大便闭,小便短,苔黄滑,脉洪滑。

第十四章
固涩方

凡以收敛固涩药物为主，具有敛汗、固脱、涩精、止遗、止泻、止带等作用，以治气血精液耗散滑脱的方剂，称为固涩方。

根据方剂的功用，可分为敛汗固表、涩精止遗、涩肠止泻、敛肺止咳、固崩止带等类。

敛汗固表法适用于阳气虚弱，卫外不固，肌腠不密，以致汗出不止等症。常用敛汗固表的药物，如黄芪、牡蛎、麻黄根、浮小麦等，代表方剂有玉屏风散、牡蛎散等。

涩精止遗法适用于肾虚失藏，精关不固，或肾气不摄，膀胱失约，以致遗精滑泄、尿频遗尿等症。常用固摄肾气、涩精止遗的药物，如沙苑子、蒺藜、莲须、芡实、龙骨、牡蛎、桑螵蛸等。代表方剂有金锁固精丸、桑螵蛸散等。

涩肠止泻法适用于脾肾虚寒，肠道不固导致的久泻久痢、滑脱不禁之症。常用涩肠止泻的药物，如赤石脂、肉豆蔻、诃子、石榴皮等。代表方剂有真人养脏汤、桃花汤等。

固涩方使用注意事项如下。

1. 本剂是为正气内虚，耗散滑脱的疾患而设。在运用本剂时，还应酌情配伍补益药，使标本兼顾，方收良效。

2. 活动性肺结核之盗汗是肺肾阴虚的一种表现，应滋养肺肾为主，勿单用固涩剂。

3. 湿热痢疾、湿热泄泻非久痢久泻者，不能用涩肠止泻剂，应以清利湿热治之。

牡蛎散

【方源】《太平惠民和剂局方》
【组成】黄芪 30 克　麻黄根 30 克　煅牡蛎 30 克
【用法】三味为粗散，每服 9 克，水一盏半，小麦百余粒，水煎，去渣热服，日 2 服。
【功效】固表敛汗。

【主治】体虚卫阳不固。症见体常自汗,夜卧尤甚,久而不止,心悸惊惕,短气烦倦,舌质淡红,脉细弱。

【方解】本方是敛汗固表的常用方剂。方中牡蛎咸寒敛汗,敛阴潜阳,为君药。臣以黄芪补益肺气,实卫固表。麻黄根专于止汗,为佐药。使以浮小麦益心气、养心阴、清心热。

【按语】本方以体常自汗,夜卧尤甚,短气倦怠,舌质淡,脉细弱为辨证要点。肺气不足,卫外不固,阴液外泄,故自汗;汗为心之液,汗出过多,心阴受损,虚火内扰,故心悸惊惕,夜卧尤甚,烦倦。本方现代常用于治疗产后、病后体虚,外科术后,肺结核,自主神经功能紊乱,以及其他慢性疾患等所致的自汗、盗汗。本方可加糯稻根、煅龙骨以加强疗效;气虚,加党参、白术以健脾益气;阳虚盗汗,加白术、附子以助阳固表;阴虚盗汗,加干地黄、白芍以养阴止汗;血虚多汗,加熟地黄、何首乌以滋养阴血。

若亡阳汗出,大汗淋漓,汗出如油者,则不适宜使用本方,当以参附汤、独参汤等益气回阳固脱。若误以此方治疗,则缓不济急,贻误病机。

【同名方】

1.《太平圣惠方》牡蛎散　由牡蛎粉、麻黄根、黄芪、杜仲、白茯苓、败蒲扇灰组成。功能固表止汗,益气补肾。主治虚劳盗汗。

2.《备急千金要方》牡蛎散　由牡蛎、防风、白术组成。功能益气固表止汗。主治风虚头痛,卧即盗汗。

3.《御药院方》牡蛎散　由牡蛎、定粉组成。仅外用。功能收敛止汗。主治汗孔不闭,虚汗不止。

4.《奇效良方》牡蛎散　由牡蛎、桂心、白芍、鹿茸、龙骨、甘草组成。主治伤寒后虚损,心多怔悸,夜梦泄精。

【附方】

1. 止汗散(《傅青主女科》)　由人参、当归、熟地黄、黄连、麻黄根、浮小麦、大枣组成。功能固表止汗,益气养血。主治产后盗汗。

2. 止汗散(《鸡峰普济方》)　由牡蛎、白术、甘草、白芷、防风组成。功能健脾益气止汗。主治诸虚不足,汗出不止。

韭子丸

【方源】《备急千金要方》

【组成】韭子 500 克　甘草 45 克　桂心 45 克　紫石英 45 克　禹余粮 45 克　远志 45 克　山茱萸 45 克　当归 45 克　天雄 45 克　紫菀 45 克　薯蓣（山药）45 克　天冬 45 克　细辛 45 克　茯苓 45 克　菖蒲 45 克　僵蚕 45 克　人参 45 克　杜仲 45 克　白术 45 克　干姜 45 克　川芎 45 克　附子 45 克　石斛 45 克　肉苁蓉 60 克　黄芪 60 克　菟丝子 60 克　干地黄 60 克　蛇床子 60 克　干漆 120 克　牛髓 120 克　大枣 50 枚

【用法】上药为末，牛髓合白蜜、枣膏捣三千杵，丸如梧桐子大，空腹服 9 克，日 2 次。

【功效】温肾壮阳，补气养血，固肾涩精。

【主治】房劳过度，精泄自出不禁，腰背不得屈伸，食不生肌，两脚软弱。

【方解】本方为主治房劳伤肾，肾阳式微，气血亏虚，精滑不禁之方。方中韭子补肝肾、壮肾阳、固肾精，药量独重，为君药；干姜、细辛、天雄、桂心、附子、杜仲、肉苁蓉温里散寒、补肾壮阳；当归、川芎、天冬、石斛、大枣滋阴补血；干地黄、山茱萸、山药、牛髓补肾益精，菟丝子、蛇床子补肾涩精；人参、白术、茯苓、黄芪、甘草补气健脾；紫石英、远志、菖蒲宁心安神；僵蚕祛风化痰；干漆化瘀生新。诸药配伍，有温肾壮阳，补气养血，固肾涩精之效。

【按语】本方以房劳过度、腰背不得屈伸、精泄自出不禁、两脚软弱、身体消瘦、脉沉细弱为辨证要点。现代可用于治疗性功能减退，男子不育，遗精，阳痿等。

下焦湿热所扰，以致遗精者，非本方所宜。

【同名方】

1.《圣济总录》韭子丸　由韭子、鹿茸、桑螵蛸、龙骨、车前子、天雄组成。主治虚劳漏精。

2.《太平圣惠方》韭子丸　由韭子、鹿茸、肉苁蓉、附子、石斛、远志、柏子仁、巴戟天、川椒、桂心、牛膝、白术、山药、楮实子、泽泻、黄芪、狗脊、枳壳、蛇床子、川芎、五味子、干姜组成。功能补肾壮阳，养心安神。主治下元虚惫，惊悸梦泄，腰膝无力，机体羸弱，颜色萎弱，饮食减退。

3.《杨氏家藏方》韭子丸　由鹿茸、茴香、补骨脂、远志、龙骨、胡芦巴、附子、韭子、金铃子、麝香组成。补肾壮阳，止遗固精。主治精滑不禁，梦寐遗泄。

【附方】

1. 韭菜子丸（《证治准绳》）　由韭子、生龙骨组成。功能固肾涩精。主治肾虚遗精。

2. 家韭子丸（《三因极一病证方论》）　由家韭子、鹿茸、肉苁蓉、牛膝、熟地黄、当归、巴戟天、菟丝子、杜仲、石斛、桂心、干姜组成。功能补肾壮阳，固精止遗。

主治肾阳不足，小便白浊，遗尿遗精。

3.韭子散(《备急千金要方》)　由韭子、麦冬、菟丝子、车前子、川芎、白龙骨组成。有补肾固精之功。主治小便失禁，梦寐泄精。

四神丸

【方源】《内科摘要》
【组成】补骨脂120克　五味子60克　肉豆蔻60克　吴茱萸30克
【用法】为末，生姜240克，红枣100枚，煮熟取枣肉，和末丸如梧桐子大，每服6~9克，空腹或食前白汤送下。
【功效】温肾暖脾，固肠止泻。
【主治】脾肾虚寒之五更泄泻。症见不思饮食，食不消化，或腹痛肢冷，神疲乏力，舌质淡苔薄白，脉沉迟无力。
【方解】方中重用补骨脂辛苦大温，补命门之火，以温养脾土，《本草纲目》称其"治肾泄"，为君药。肉豆蔻辛温，温脾暖胃，涩肠止泻，配合补骨脂，则温肾暖脾，固涩止泻之功相得益彰，故为臣药。五味子酸温，固肾益气，涩精止泻；吴茱萸温暖脾肾，以散阴寒，共为佐药。大枣补脾养胃，生姜温胃散寒，共为使药。
【按语】本方以黎明泄泻、大便溏稀、完谷不化、脉沉迟无力、腰酸肢冷为辨证要点。现代常用于治疗慢性肠炎，慢性结肠炎，肠结核等久泻属于脾肾虚寒者。若腰酸肢冷甚者，可加肉桂、附子以温肾壮阳；若泻久而兼见脱肛者，可加黄芪、升麻以益气升阳；少腹痛甚者，加入小茴香、木香、乌药；滑泄不止者，加诃子、罂粟壳、石榴皮。

现代药理研究证实，本方对家兔离体肠管的自发活动有明显的抑制功能，还能对抗乙酰胆碱和氯化钡引起的肠痉挛。

【同名方】

1.《医方集解》四神丸　由肉豆蔻、五味子、破故纸(补骨脂)、吴茱萸组成。功能止泻、温肾、暖脾。主治肾泻、脾泻。

2.《杨氏家藏方》四神丸　由炮附子、肉豆蔻、诃子、干姜组成。功能涩肠止泻，温肾暖脾。主治肠虚下痢。

【附方】

1.五德丸(《景岳全书》)　由本方去肉豆蔻，加木香、干姜组成。功能固肠止泻，温肾暖脾。主治脾肾虚寒，或暴伤生冷，或感时气寒湿，或饮食失宜，呕恶痛泄，或酒食伤脾，腹痛作泻。

2. 二神丸（《普济本事方》）　即由补骨脂、肉豆蔻组成。功能温补脾肾，止泻涩肠。主治脾肾虚弱，五更泄泻。

3. 五味子散（《普济本事方》）　即由五味子、吴茱萸组成。功能温中涩肠。主治五更泄泻。

桃花汤

【方源】《伤寒论》

【组成】赤石脂 30 克　干姜 9 克　粳米 30 克

【用法】上三味，以水七升，煮米令熟，去渣，温服七合，内赤石脂末方寸匕（5克），日三服。若一服愈，余勿服。现代用法：水煎服。

【功效】温中涩肠止痢。

【主治】久痢不愈。症见下利便脓血，色黯不鲜，腹痛喜按喜温，舌质淡苔白，脉迟弱或微细。

【方解】本方本是治疗"少阴病，下利便脓血"的方剂。以赤石脂性温体重，涩肠固脱为君药。以干姜温中散寒而补虚为臣药。以粳米养胃和中，助赤石脂、干姜以厚肠胃为佐药。诸药配伍，有温中涩肠止泻之功。

【按语】本方以腹痛喜按、久痢不愈、舌淡苔白、脉迟弱为辨证要点。脾肾阳衰，阴寒凝聚腹中，腹痛寒湿内阻，大肠气机不利，损伤肠络而见有下利脓血；舌质淡苔白，脉迟或弱或微细皆为脾肾阳衰，少阴虚寒。由于下焦不固，泻痢日久，故便脓血色黯不鲜，其气不臭，且泻下滑脱不禁。本方现代常用以治疗慢性结肠炎，慢性痢疾；也可以用于治疗胃、十二指肠溃疡出血等病症。本方温肾补虚之力不足，若久痢而脾肾虚寒较甚，加入人参、白术、附子之类以增强益气补虚，温肾暖脾之功；若腹痛明显，可加白芍、桂枝、炙甘草以缓急止痛；若泄泻不止，加煨肉豆蔻、人参以益气固脱。

湿热下痢者，非本方所宜。

【附方】

1. 赤石脂散（《太平圣惠方》）　由赤石脂、龙骨、阿胶、地榆、厚朴、诃黎勒、当归、干姜、黄连组成。功能涩肠止泻，养阴清热。主治赤白痢，日夜不绝。

2. 大桃花汤（《备急千金要方》）　由赤石脂、干姜、当归、龙骨、牡蛎、附子、白术、甘草、芍药、人参组成。功能涩肠止泻，温中健脾。主治腹痛，冷白滞痢。

3.赤石脂散(《太平惠民和剂局方》) 由赤石脂、甘草、缩砂仁、肉豆蔻组成。功能温中涩肠止泻。主治肠胃虚弱，水谷不化，泄泻注下，腹中雷鸣，及下痢赤白，冷热不调，肠滑腹痛，遍数频繁，胁肋虚满，胸膈痞闷，肢体倦怠。饮食减少。

4.赤石脂散(《圣济总录》) 由赤石脂、炮姜、厚朴、龙骨、黄连、白茯苓、无食子、当归组成。主治气痢不止，气力贫弱。

5.赤石脂丸(《类证活人书》) 由黄连、当归、赤石脂、干姜组成。功能温中健脾，兼清湿热。主治伤寒热痢。

6.赤石脂丸(《太平圣惠方》) 由艾叶、炮附子、赤石脂、龙骨、肉豆蔻、缩砂仁、高良姜、干姜、吴茱萸、厚朴组成。功能温里祛寒，涩肠止泻。主治水泻，心腹疼痛，四肢逆冷，不进饮食。

真人养脏汤

【方源】《太平惠民和剂局方》

【组成】 人参6克　当归6克　白术6克　肉豆蔻8克　肉桂6克　炙甘草6克　白芍12克　木香3克　诃子9克　罂粟壳9克

【用法】 锉为细末，每服6克，水煎，去渣，食前温服。亦可作汤剂水煎服。

【功效】 温补脾肾，涩肠固脱。

【主治】 脾肾虚寒。症见久泻久痢，滑脱不禁，腹痛喜温喜按，或下痢赤白，或便脓血，日夜无度，里急后重，脐腹疼痛，倦怠食少。

【方解】 方中重用罂粟壳固肠止泻，为君药。肉豆蔻、诃子温肾暖脾，涩肠止泻，为臣药。白术、人参益气健脾，肉桂温肾暖脾，木香醒脾理气，当归、白芍养血和阴，共为佐药。使以甘草健脾和中，合芍药而缓急止痛。

【按语】 本方以大便滑脱不禁、泻痢反复不愈、腹痛喜温、食少身乏为辨证要点。泻痢日久，脾失健运，化源不足故食少倦怠；久泻久痢，脾肾虚寒，阴寒凝滞，关门不固，故滑脱不禁，腹痛喜温喜按；气血不和，故下痢赤白，里急后重；舌淡苔白，脉沉而迟，都为虚寒之象。本方现代常用于治疗肠结核、慢性结肠炎、慢性痢疾、泄泻日久而有脾肾虚寒症状者。若久泻脱肛，可加少量柴胡、升麻以升提之；脾肾虚寒较甚，见泄泻无度、四肢不温、脉沉微者，宜加干姜、附子以温肾暖脾。

服用本方忌酒、面、鱼腥、油腻、生冷。泻痢初起，邪盛而积滞未去者。禁用本方。

【同名方】《是斋百一选方》真人养脏汤　由丁香、木香、肉豆蔻、当归、白茯苓、罂粟壳、人参、甘草、乌梅肉、酸石榴皮、陈皮、阿胶组成。功能温补脾阳，清热养阴，止泻涩肠。主治慢性痢疾中属于阴阳两虚，湿热未清者。

【附方】

1. 养脏汤(《证治准绳》) 方一由当归、干姜、黄芪、乌梅肉、白术、龙骨组成。功能涩肠止痢，温中健脾。主治白痢频发。方二由白芍、白术、人参、甘草、南木香、肉桂、诃子肉、生姜、大枣、肉豆蔻、罂粟壳组成。功能温中健脾、涩肠止痢。主治虚寒下痢。

2. 秘方养脏汤(《世医得效方》) 由黄连、木香、陈皮、枳壳、乌梅、罂粟壳组成。治冷热不调，下痢赤白，日夜无度，腹复不可忍。

3. 四柱散(《太平惠民和剂局方》) 由人参、炮附子、煨木香、茯苓组成。功能温肾补脾。主治真阳衰惫，元脏气虚，头晕耳鸣，四肢困倦，小便滑数，泄泻不止，脐腹冷痛。

4. 八柱汤(《万病回春》) 由人参、附子、干姜、甘草、白术、肉豆蔻、诃子、罂粟壳组成。功能温肾养脾，涩肠止泻。主治肠虚寒，滑泄不禁。

5. 神效参香散(《医学正传》) 由肉豆蔻、茯苓、罂粟壳、陈皮、白扁豆、木香、人参组成。功能补脾益气，涩肠止泻。主治痢疾日久，秽积已少，滑溜不止。

6. 六柱饮(《张氏医通》) 由炮附子、人参、茯苓、肉豆蔻、木香、诃子组成。治滑脱不止。

7. 补脾丸(《是斋百一选方》) 由肉豆蔻、川厚朴、白术、赤石脂、川白姜、麦芽、附子、荜茇、神曲组成。功能温脾祛寒，涩肠止泻。主治脾阳虚弱，滑脱不禁。

8. 参连丸(《杨氏家藏方》) 由干姜、艾叶、黄连、诃子、白术、人参、木香、白茯苓、酸石榴皮、乌梅、百草霜、当归、赤石脂、地榆、龙骨、阿胶、罂粟壳组成。功能温中健脾，清热滋阴，涩肠止泻。主治肠胃虚弱，冷热不调，泄泻肠鸣，日夜无度。

桑螵蛸散

【方源】《本草衍义》

【组成】桑螵蛸10克　远志10克　菖蒲10克　龙骨10克　人参10克　茯神10克　当归10克　龟甲(醋炙)10克

【用法】上药为末，夜卧人参汤调下6克。

【功效】调补心肾，固精止遗。

【主治】小便频数，或尿如米泔色，心神恍惚，健忘，或遗尿遗精，舌淡苔白，脉细弱。

【方解】方用桑螵蛸甘咸平，补肾固精，收涩止遗，为君药。龟甲养血滋阴，龙骨涩精安神，益肾养肝，共为臣药。当归、人参气血双补，资助化源；茯神养心安神；远志交通心肾，菖蒲开心窍、益心智，共为佐使药。

【按语】本方以遗尿或小便频数、健忘、心神恍惚、脉细弱等为辨证要点。肾气虚弱，气化不利，摄纳无权，精关不固，故见遗精，小便频数或遗尿。心肾两虚，水火不济，神失所养，故见健忘恍惚，舌淡苔白，脉细弱。现代可用于治疗小儿遗尿，老年人排尿失禁，肾功能减退的夜尿频多等。

若由下焦火盛，或湿热困扰所致者，则不宜使用本方。

【同名方】

1.《太平圣惠方》桑螵蛸散　由鹿茸、桑螵蛸、牡蛎、黄芪、甘草组成。功能温肾缩尿。主治肾气虚寒，小便数少，或时频数，夜间尤甚。

2.《外台秘要》桑螵蛸散　由桑螵蛸、黄芪、鹿茸、牡蛎、甘草、人参、生姜组成。功能温肾补气，缩尿止遗。主治产后小便频及遗尿。

3.《千金翼方》桑螵蛸散　由桑螵蛸、黄芪、鹿茸、人参、牡蛎、厚朴、赤石脂组成。功能温肾益气，固涩缩尿。主治产后小便频及遗尿。

4.《重订严氏济生方》桑螵蛸散　由桑螵蛸单味组成。功能补肾缩尿。主治妊娠肾虚，小便不禁。

【附方】

1. 加减桑螵蛸散（《张氏医通》）　由鹿茸、桑螵蛸、麦冬、黄芪、五味子、补骨脂、杜仲组成。功能固精止遗，补肾助阳。主治阳气虚弱，小便频数，或遗尿。

2. 桑螵蛸丸（《杨氏家藏方》）　由五味子、附子、桑螵蛸、龙骨组成。功能温肾摄精。主治精滑不固，下焦虚冷，遗沥不断。

3. 螵蛸丸（《类证治裁》）　由鹿茸、桑螵蛸、炙黄芪、赤石脂、煅牡蛎、人参组成。功能温肾益气，固涩止遗。主治下元虚冷，梦中遗尿。

菟丝子丸

【方源】《济生方》

【组成】菟丝子60克　五味子30克　煅牡蛎60克　肉苁蓉60克　制附子30克　鸡内金15克　鹿茸30克　桑螵蛸30克

【用法】上为细末,酒糊为丸,如梧桐子大,每服9克。食前盐汤送服。

【功效】温肾固涩。

【主治】肾气不足,神疲怯寒,形体衰弱,头晕腰酸,两腿无力,小便淋漓不断,脉象沉细。

【方解】方中菟丝子、鹿茸、肉苁蓉补肾之虚,合附子温肾阳,并配五味子摄纳肾气,使肾气充足,摄纳有权,则虚损可复。鸡内金主治小便频遗,桑螵蛸、煅牡蛎同五味子固摄小便。故本方温肾固摄作用强大,对肾阳虚损者尤其适宜。

【按语】本方以腰酸腿软、神疲怯寒、小便余沥、脉沉细为辨证要点。现代可用于治疗因肾气虚衰引起的小便不禁等病症。

下焦湿热之小便淋漓者,忌用本方。

【同名方】

1.《鸡峰普济方》菟丝子丸 由桑螵蛸、菟丝子、泽泻组成。功能补肾益精。主治膏淋。

2.《沈氏尊生书》菟丝子丸 由茯苓、菟丝子、山药、莲肉、枸杞子组成。功能补肾,健脾,固精。主治脾肾虚弱,遗滑,泄泻,白带等。

3.《太平惠民和剂局方》菟丝子丸 由泽泻、菟丝子、鹿茸、石龙芮、肉桂、炮附子、石斛、茯苓、熟地黄、牛膝、续断、山茱萸、肉苁蓉、防风、炒杜仲、补骨脂、荜澄茄、沉香、巴戟天、炒茴香、五味子、桑螵蛸、覆盆子、川芎组成。功能壮阳补肾。主治肾气虚损,五劳七伤,房事不举,小便滑数,面色黧黑,四膝酸痛,唇口干燥,目暗耳鸣,腰膝痿缓,夜梦悚恐。

【附方】

1. 菟丝子散(《普济方》) 由菟丝子、黄连、肉苁蓉、蒲黄、五味子、鸡内金组成。功能补肾清热缩尿。主治小便不禁。

2. 大菟丝子丸(《医学入门》) 由肉苁蓉、菟丝子、黑附子、五味子、鸡内金、鹿茸、桑螵蛸组成。功能温肾助阳,固涩缩尿。主治内虚里寒,小便不禁,自汗不止。

3. 小菟丝子丸(《太平惠民和剂局方》) 由石莲肉、菟丝子、白茯苓、山药组成。功能补脾肾,强腰膝,固精止遗。主治肾气虚损,五劳七伤,房事不举,四肢酸痛,小便滑数,面色黧黑,神疲乏力。

4. 菟丝子散(《丹溪心法》) 由炒鸡内金、菟丝子、肉苁蓉、炮附子、牡蛎、五味子组成。功能补肾助阳,缩尿止遗。主治膀胱虚寒,小便不禁或过多。

第十四章 固涩方

固经丸

【方源】《丹溪心法》

【组成】黄芩 30 克　白芍 30 克　龟甲 30 克　椿根皮 21 克　黄柏 9 克　香附 7.5 克

【用法】酒糊为丸，每日 1～2 次，每次 9 克，温开水送服。亦可按原方比例酌定，水煎服。

【功效】滋阴清热，止血固经。

【主治】阴虚内热。症见经行不止，或崩中漏下，血色深红，或夹紫黑瘀块，手足心热，腰膝酸软，舌红，脉弦数。

【方解】方中重用龟甲咸甘性平，滋阴降火而益肾；白芍苦酸微寒，敛阴益血以柔肝，为君药。黄柏苦寒，泻火以坚阴；黄芩苦寒，清热以泻火，共为臣药。椿根皮苦涩而凉，固经止血；为防诸药寒凉太过而止血留瘀，故以少量香附辛苦微温，行气活血，使气顺则血行，共为佐药。诸药配伍，使阴血得养，气血调畅，火热可清，则经多、崩漏自止。

【按语】本方以月经过多、伴五心烦热、舌红少苔、口苦咽干、脉弦数为辨证要点。现代常用于治疗异常子宫出血，更年期综合征，子宫肌瘤，产后恶露不尽，以及女性生殖器官的炎症等。阴虚明显者，加熟地黄、生地黄；经量多者，加仙鹤草、三七粉、地榆炭等。

气血虚弱之月经病，非本方所宜。

【同名方】

1.《万病回春》固经丸　由香附、山栀子、黄柏、苦参、白芍、白术、贝母、干姜、龟甲、椿根皮、山茱萸组成。功能补肾养阴，清热燥湿。主治带下为湿热者。

2.《严氏济生方》固经丸　由艾叶、赤石脂、补骨脂、木贼、附子组成。功能补肾壮阳，固经止崩。主治产后血崩。

3.《杨氏家藏方》固经丸　由艾叶、炮姜、伏龙肝、鹿角霜组成。功能补肾温经，固冲止血。主治冲任虚弱，月经不调，来多不断，或产后恶露不净者。

玉锁丹

【方源】《杨氏家藏方》

【组成】芡实 30 克　莲须 30 克　龙骨 30 克　乌梅肉 30 克

【用法】各为细末，以山药糊为丸，每服 9 克，空腹时用温酒或淡盐汤送下。

【功效】补脾固肾，涩精止遗。

【主治】脾肾气虚，梦遗精滑。

【方解】方中芡实补脾益气，固肾涩精。莲须补肾涩精；山药补脾益精，有收涩之功。龙骨、乌梅收敛固涩。诸药配伍，有补脾固肾，有涩精止遗效。

【按语】本方以梦遗、滑精、食少便溏、神疲困倦、舌淡、脉细数为辨证要点。心肝火旺，或湿热下注所引起的遗精，非本方所宜。